Dr. Cordelia Eule

Der Vagus Nerv: So bringen Sie Körper & Geist in Balance

Der Vagus Nerv

So bringen Sie Körper & Geist in Balance

Über 40 Vagus Nerv Übungen gegen Stress, Schmerzen, Schlafstörungen und viele andere Beschwerden

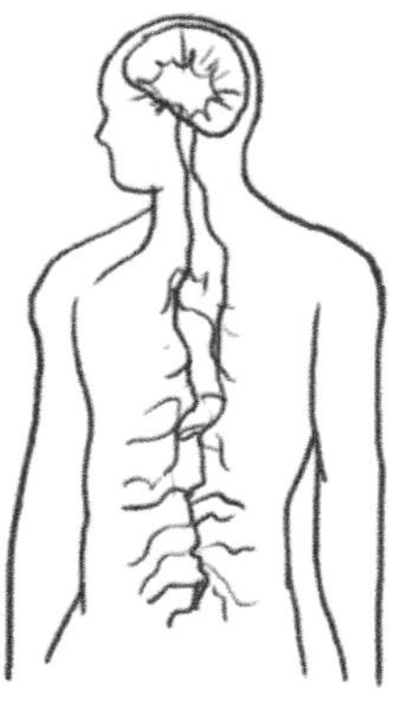

Dr. Cordelia Eule

mellontikos
VERLAG

Dr. Cordelia Eule, Mellontikos Verlag wird vertreten durch:
Straight - Marketing GmbH
Mittenwalderstrasse 5a
82467 Garmisch-Partenkirchen
info@mellontikos-verlag.com
https://mellontikos-verlag.com

1. Auflage 2021

ISBN: 978-3-96786-019-1

Covergestaltung: Wolkenart – Marie-Katharina Becker, www.wolkenart.com
eBook-Erstellung & Buchsatz: Jana Köbel - www.jana-koebel.de

Inhalt

Motto 7
Vorwort 8
TEIL I – Einführung 10
1. Das Nervensystem – einfach erklärt 12
2. Die Hirnnerven und der Vagusnerv 15
3. Welche Aufgaben hat der Vagusnerv? 19
4. Symptome eines überreizten oder eines zu schwachen Vagusnervs 23
5. Typische Beschwerden und Erkrankungen bei gestörtem Vagusnerv 26
6. Befinden sich Ihr Sympathikus & Parasympathikus im Gleichgewicht? 28
7. Wie der Vagusreiz ausgelöst werden kann 31
8. Der vegetativ-soziale Vagus 32
9. Interozeption 34
10. Therapiemöglichkeiten bei gestörtem Vagusnerv 36
11. Ernährung bei gestörtem Vagusnerv 38
TEIL II – Vagusnerv-Training 45
1. Atemübungen 47
2. Würge-Reflex 52
3. Lachtraining 53
4. Aromatherapie 55
5. Autogenes Training 57
6. Fantasiereisen 60
7. Massagen und Selbstmassagen 66
8. Akupunktur 69
9. Singen, Summen & Co. 71
10. Yoga 72
11. Tai-Chi 78
12. Bewegung 81
13. Kälte als Heilmittel 83
14. und so weiter! 86
TEIL III – Übungen bei diversen Beschwerden 88
1. Konzentrationsstörungen 89
2. Migräne 91
3. Schlafstörungen 95
4. Stress 98
5. Beschwerden im Bereich des Magen-Darm-Traktes 101
6. Angst und innere Unruhe 108
7. Seelische Blockaden 111
8. Verstimmungen 114

9. Ein schwaches Immunsystem 115
10. Beschwerden in den Wechseljahren 119
11. Schmerzen 120
12. Diabetes 122
13. Bluthochdruck 123
14. Demenz und Alzheimer 124
15. Tinnitus 125
16. Psychische Erkrankungen 126
Zusammenfassung 131
Schlusswort 133
Danke 134
Über die Autorin Dr. Cordelia Eule 135
Über den Verlag 136
Glossar 137
Literaturempfehlungen 141
Abbildungsverzeichnis 142
Quellenverzeichnis 143
Haftungsausschluss 147
Urheberrecht 148

Motto

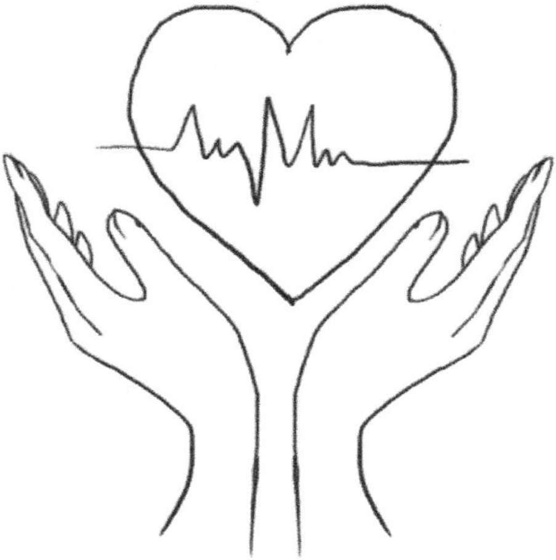

Es ist nie zu spät,
für sich selbst zu sorgen.

Vorwort

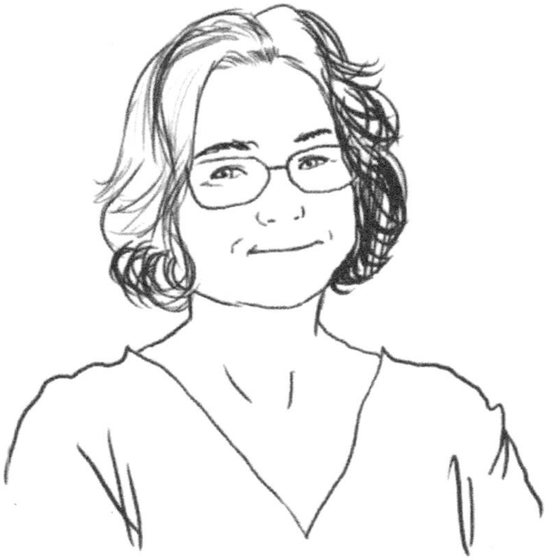

Als Autorin gehe ich überwiegend einer sitzenden Tätigkeit nach und merke immer mehr, wie mich das belastet. Lange Zeit über konnte ich mir nicht vorstellen, wie anstrengend Sitzen sein kann. Und doch weiß ich das inzwischen nur zu genau. Das gilt nicht nur für den Körper, sondern auch für das Gehirn und für das seelische Gleichgewicht.

Doch will ich ja noch ganz lange meiner Neugierde frönen und Bücher über Themen schreiben können, die mich ansprechen und faszinieren. Aus diesem Grund liegt mir das Vagusnerv-Training sehr am Herzen und ich kann es jedem weiterempfehlen, der sein Wohlbefinden steigern und Beschwerden wie Schafstörungen, Schmerzen, Sodbrennen etc. loswerden möchte.

Der Vagusnerv ist ein Wunder für sich. Zu verstehen, wie umfassend er funktioniert und wie fein alles in unserem Organismus auf der körperlichen und auf der seelischen Ebene aufeinander abgestimmt ist, fasziniert mich. Das Thema innere Balance erhält dadurch eine ganz neue Gewichtung. Was im ersten Moment langweilig klingt und wenig attraktiv erscheint, bekommt einen tieferen Sinn. Nichts von dem, was ich tue, ja nicht einmal von dem, was ich denke oder gar ausspreche, bleibt ohne Wirkung.

Im vorliegenden Buch erhalten Sie zunächst ein Verständnis unseres Nervensystems und seines Zusammenwirkens. Anschließend gibt es einen Teil mit Übungen, wie Sie Ihren Vagusnerv stimulieren können, um aus einem guten Leben ein noch besseres zu machen. Abschließend können Sie in einer Liste an Beschwerden und Erkrankungen nachschauen, welche Sie davon betreffen und wie Sie am besten mit Ihrem Körper zusammenwirken können.

So möchte ich Sie gerne mit in die ausgeklügelte Struktur unseres eigenen Systems mit hineinnehmen. Ich wünsche mir nichts mehr, als Ihnen Freude und Leichtigkeit mitzugeben, wenn Sie für sich selbst sorgen und Ihr bester Freund und Partner sind, den es gibt.

TEIL I – Einführung

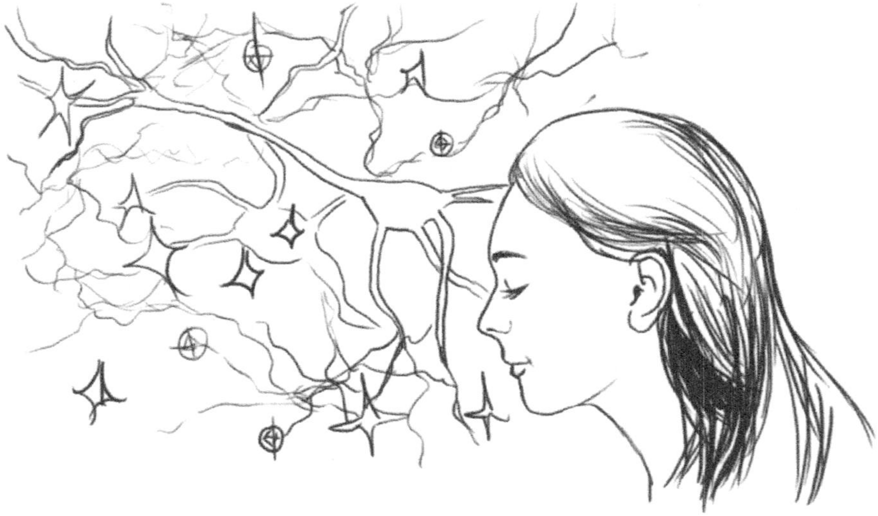

Der Körper – ein Wunderwerk. Alle Prozesse sind fein aufeinander abgestimmt. Doch gehören dazu gleichermaßen unsere Gedanken und Gefühle dazu. Das eine geht ohne das andere nicht. Wie stark diese Wechselwirkung ist, erkennen wir, wenn wir uns intensiver mit dem Vagusnerv beschäftigen, einem der 12 Hauptnerven, die vom Hirn ausgehend unseren Körper durchziehen. Die Nerven sind dafür verantwortlich, dass unser Gehirn über sämtliche Vorgänge im Körper und über alle Reize von außen informiert wird, um anschließend das Kommando zu geben, was zu tun ist. Können Sie sich vorstellen, wie viele Reize permanent auf Sie einströmen, von den Zellen Ihres Körpers aufgenommen und in Informationen verwandelt werden, die von den Nerven ans Gehirn geleitet werden, damit Sie schnell und adäquat reagieren können?

Das ist nicht nur unglaublich faszinierend, sondern auch elementar für ein ausgeglichenes Leben. Daher steige ich gleich mit Ihnen tiefer in die Materie ein, mache Sie vertraut mit Ihrer inneren Vernetzung und zeige Ihnen anschließend, wie Sie sie optimal für sich nutzen können.

1. Das Nervensystem – einfach erklärt

Unser Nervensystem steuert alle lebenswichtigen Funktionen in unserem Körper, angefangen bei der Atmung, über den Stoffwechsel und die Verdauung bis hin zur Zellerneuerung und Wundheilung. Das funktioniert über Reize, die von unseren Nerven aufgenommen und an das Gehirn weitergeleitet werden. Hier wird analysiert und interpretiert, was zu tun ist. Anschließend geht der Auftrag wieder zurück. Dass das blitzschnell gehen kann, kennen wir von unseren Reflexen, beispielsweise wenn wir etwas (zu) Heißes wie eine Herdplatte anfassen. Blitzartig zucken wir zusammen und ziehen die Hand wieder zurück. Hier hat unser Nervensystem zusammen mit unserem Gehirn ganze Arbeit geleistet, denn es hat uns vor einer größeren Verbrennung bewahrt. Das haben wir all unseren Nervenzellen und Nervenfasern zu verdanken, die fein aufeinander abgestimmt arbeiten.

Dabei unterscheidet man mehrere Systeme, die zusammenwirken. Dazu gehört zunächst das zentrale Nervensystem (ZNS), das uns im Fühlen, Denken und Erinnern unterstützt. Es besteht aus unserem Gehirn und dem Rückenmark. Es ist bestens geschützt durch den harten Schädelknochen und durch die Wirbelsäule. Es heißt daher zentrales Nervensystem, weil von unserem Gehirn aus sämtliche Körperfunktionen gelenkt und kontrolliert werden. Die Nervenzellen (sog. Neuronen) empfangen Informationen aus unserem Körper und übermitteln sie an sog. Neurotransmitter, das Trägermaterial, das die Informationen von Nervenzelle zu Nervenzelle weiterleitet. Dazu zählen vor allem Dopamin und Serotonin. Hierbei wird auch das periphere Nervensystem (PNS) erfasst, das sich außerhalb von Gehirn und Rückenmark befindet. Aufgabe des ZNS ist dabei vor allem, das Zusammenwirken der einzelnen Organe zu regulieren, die Motorik zu koordinieren und schließlich äußere Reize zu verarbeiten.

Eine weitere Untergliederung des Nervensystems aufgrund der Lage und der Funktion der jeweiligen Nerven ist die in das somatische bzw. willkürliche und in das vegetative bzw. unwillkürliche Nervensystem. Mithilfe des somatischen Nervensystems kann der Mensch seine Umwelt bewusst wahrnehmen, seinen Körper über seine Sinnesorgane steuern und seine Muskeln aktivieren. Wollen wir zum Beispiel aufstehen, so ist dies ein bewusster Vorgang, den wir willentlich steuern. Das vegetative Nervensystem (VNS) reguliert hingegen die Körperprozesse, die wir nicht beeinflussen können, die aber lebensnotwendig für uns sind, wie die Atmung oder den Herzschlag. Gleichzeitig dringt es in unser Bewusstsein, wenn wir Hunger verspüren oder auf die Toilette müssen. Es wird in drei weitere Systeme unterteilt: in den Sympathikus und den Parasympathikus (sie sind Gegenspieler, griech. para für gegen) sowie das enterische Nervensystem, das sich im Darm befindet. Der Sympathikus ist dabei zuständig für die Aktivierung des gesamten Organismus, der Parasympathikus ist für Entspannung und Erholung und die dafür notwendigen Körperfunktionen verantwortlich. Der Vagusnerv schließlich gehört zum Parasympathikus. Um den Sympathikus also anzuregen, sollten wir uns mehr bewegen; um einen Ausgleich zu schaffen und den Vagusnerv zu stärken, sollten wir zur Ruhe kommen, vielleicht mithilfe von Yoga und Meditation.

Das gesamte Nervensystem ist wichtig für unser Immunsystem und somit für unsere Leistungsfähigkeit. Die Nerven kommunizieren dafür unentwegt miteinander und tauschen Informationen in alle Richtungen aus, von den Organen zum Gehirn und wieder zurück. Dabei ist es unerheblich, ob wir den Stimulus bemerken. Wahrscheinlich ist es sogar eher so, dass wir ihn nicht wahrnehmen. Denn die Bewegung unserer Muskeln, die Veränderung unserer Atmung oder unseres Blutdrucks wird ja ohne unsere bewusste Steuerung durchgeführt. Auch unsere Gedanken und Emotionen werden von der Aktivität unserer Nerven mitbestimmt. Daher leuchtet es unmittelbar ein, dass das innere Gleichgewicht, ausreichend Bewegung und gesunde Ernährung zur neuronalen Heilung beitragen. Auf dieser Grundlage kann unser Gehirn bzw. ZNS alle Informationen ohne Stress auswerten und neue Impulse an die Neurotransmitter zurückgeben.

Neben dem ZNS ist das autonome oder vegetative Nervensystem elementar für die Vorgänge, die in unserem Körper ablaufen und die wir nicht aktiv steuern. Doch stimmt das nicht ganz, denn die Art und Weise, wie wir denken und wie wir handeln, wirkt sich natürlich darauf aus, was in unserem Körper abläuft. Die verschiedenen Systeme arbeiten auf äußerst wirkungsvolle Weise zusammen. Da das Nervensystem ein komplexes Zusammenspiel aufweist, möchte ich in den folgenden Abschnitten genauer darauf eingehen. Hier soll jedoch nur insofern darauf eingegangen werden, als es den Vagusnerv betrifft. Andernfalls würde es einfach zu weit führen. Dabei handelt es sich um Basiswissen, das Sie benötigen, um anschließend Ihre Beschwerden besser beheben und ein leichteres und sorgenfreieres Leben führen zu können.

2. Die Hirnnerven und der Vagusnerv

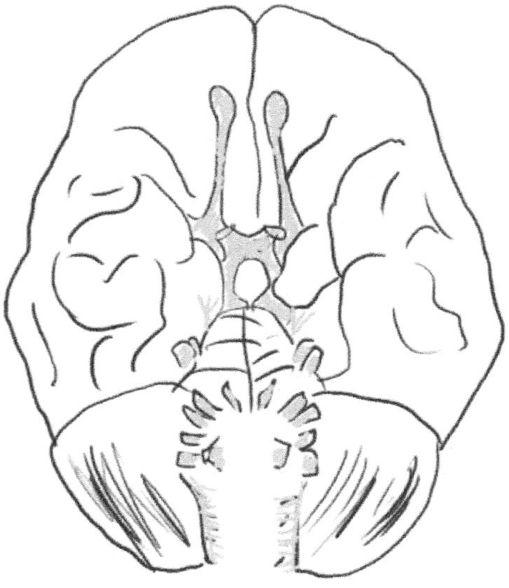

Das Nervensystem hängt von den zwölf Hirnnerven ab, die im Schädel beginnen und dorthin auch wieder zurücklaufen. Die ersten elf Hirnnerven innervieren vor allem den Kopfbereich wie das Riechzentrum, die Augen, die Zunge, die Ohren, das Gesicht. Mit ihrer Hilfe (sie sind für unsere fünf Sinne zuständig) nehmen wir die Welt wahr und können auf sie reagieren (Mimik, Augenbewegung etc.).

Die große Ausnahme bildet der Vagusnerv, denn er ist nicht nur der längste der zwölf Hirnnerven, sondern auch der mit den komplexesten und vielfältigsten Aufgaben. Verantwortlich dafür sind die verschiedenen Hirnnervenkerne im Ansatz des Rückenmarks, aus denen er entspringt. Von hier aus verläuft er durch ein kleines Loch in der Schädelbasis zum Hals. Auf seinen weiteren Verlauf gehe ich im nächsten Abschnitt genauer ein.

Der Vagusnerv ist der zehnte Hirnnerv und durchzieht unseren Oberkörper. Ja, er ist sogar der längste und reicht als Teil des Parasympathikus vom Gehirn bis zu den inneren Organen und wieder zurück. Durch diese Verbindung ist er dafür verantwortlich, wie unsere inneren Organe zusammenarbeiten. Da diese am besten funktionieren, wenn sie ein gewisses Maß an Ruhe erhalten, kann der Vagusnerv diese auch am besten regulieren, wenn wir entspannt sind. Dachte man lange Zeit, der Vagusnerv würde lediglich Informationen hin und her leiten, weiß man inzwischen, dass wir ihn bewusst steuern können. Da er hauptsächlich für unser Wohlbefinden und unser Immunsystem verantwortlich ist, ist diese Erkenntnis für uns äußerst wertvoll, denn dadurch können wir noch besser für uns selbst sorgen.

Der Vagusnerv ist nicht nur ein einfacher Nervenstrang. Nein, er beginnt im Hirn und verläuft über den Hals, wo er sich in zwei Stränge teilt, entlang der Speiseröhre zur Brust. Der rechte und der linke Vagus verzweigen sich in zehntausende Nervenfasern und verbinden die inneren Organe miteinander. Hierzu zählen vor allem Herz, Lunge und Zwerchfell, aber auch die Verdauungs- und Geschlechtsorgane. Seine weite Verzweigung ist auch der Grund für seinen Namen. Vagus kommt aus dem Lateinischen und bedeutet herumschweifen (Vagabund, vagabundieren). Da er für unsere innere Balance zuständig ist, trägt er auch den Namen Ruhe- oder Selbstheilungsnerv.

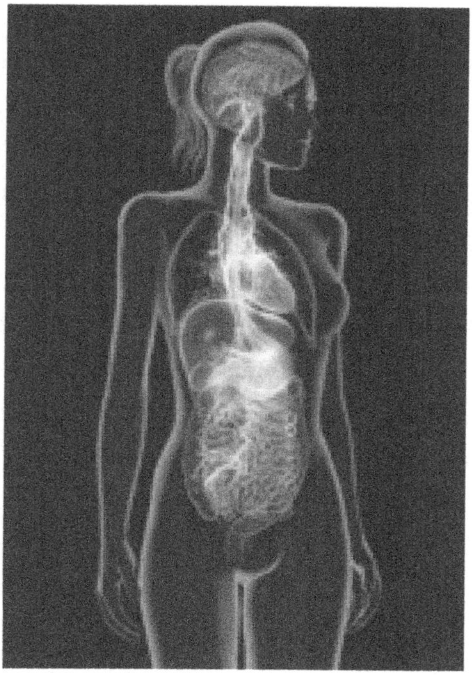

Abbildung 1: Verlauf des Vagusnervs

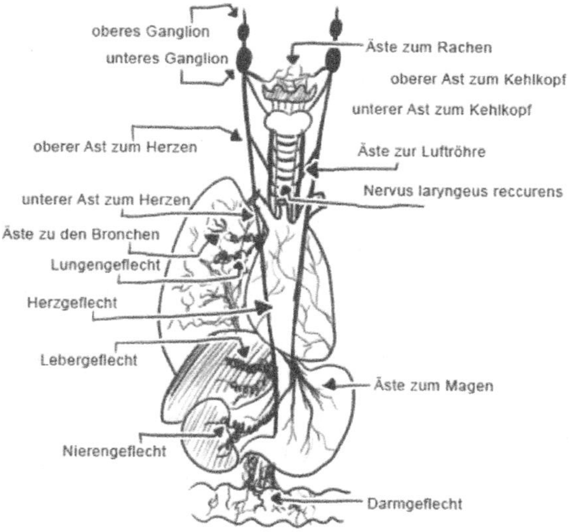

Abbildung 2: Anatomie des Vagus

Somit ist er nicht nur der längste Nerv, sondern auch für vielerlei Funktionen gleichzeitig zuständig, auf die ich weiter unten genauer eingehe. Wichtig ist, sich vor Augen zu führen, wie stark der Vagusnerv für das sensible Gleichgewicht aus Körper, Geist und Seele mitverantwortlich ist. Nicht umsonst hat die Kenntnis davon, dass wir den Vagusnerv aktiv beeinflussen können, so sehr an Bedeutung gewonnen. Da er sich stark verzweigt und tief im Körper verläuft, ist es schwierig, mithilfe von Medikamenten auf ihn einzuwirken. Doch am Hals verläuft er beispielsweise so, dass er durch Kälte von außen stimuliert werden kann oder indem Sie ein Glas kaltes Wasser trinken. Weitere Möglichkeiten werde ich im zweiten und dritten Teil dieses Buches vorstellen.

3. Welche Aufgaben hat der Vagusnerv?

Das Besondere am Vagusnerv sind neben seiner Länge und seiner weiten Verzweigung seine vielfältigen Aufgaben. So steuert er die Herzfrequenz und die Atmung, aber auch die Verdauung und den Blutzuckerspiegel und ist verantwortlich für die Funktion der Nieren. Indem er den Sympathikus beruhigt, beeinflusst er indirekt auch den Blutdruck. Je nachdem, welchen Bereich er im Körper erreicht, sind seine Aufgaben dem dortigen Umfeld angepasst. Dabei ist er in jedem Fall der Gegenspieler zum Sympathikus, der für Action steht, aber auch für schnelles Handeln bei Stress und Gefahren. Auf diese Weise wird immer wieder das nötige Gleichgewicht in unserem Körper hergestellt, damit auf Anspannung Entspannung und Regeneration folgen können. Das bedeutet vor allem in stressigen Phasen, dass alle Funktionen einwandfrei ablaufen können.

Er unterscheidet sich von den anderen Hirnnerven durch die verschiedenen sog. Faserqualitäten seiner Verästelungen. Die einen sind für die willkürliche Steuerung da, die nächsten für den Geschmack, die nächsten, damit wir spüren können, was in unserem Bauch passiert, andere aber, um die glatte Muskulatur anzuregen. Gleichzeitig ist er mit dem Nervensystem in unserem Darmtrakt verbunden, das ebenfalls ganz wesentlich für unsere Gesundheit ist. Durch dieses Gefüge gelangen die notwendigen Informationen aus dem Darmbereich schneller ans Gehirn und können dort analysiert und verarbeitet werden.

Da er vom Hirn über den Hals zur Brust verläuft, reguliert er zunächst alles, was mit dem Essen und Sprechen zu tun hat, also den Rachen, den Kehlkopf und die Speiseröhre, aber auch die Zunge, die Geschmacksnerven, die Stimmritze und zum Teil auch das Ohr. Mithilfe von Rachenmuskulatur, Kehlkopf und Stimmritze können wir zum Beispiel sprechen und schlucken. In Verbindung mit dem Gesichtsnerv ist der Vagusnerv in die Tränenproduktion involviert. Der Stimmnerv ist ein Ast des Vagusnervs, weshalb es auch schöne Übungen für die Stimme gibt, um Ihren Vagusnerv zu beruhigen. Gleichzeitig kann der Vagusnerv uns vor falschen Substanzen schützen, indem er den Würgereflex auslöst. Auch die Geschmacksknospen werden von einer Verzweigung des Vagusnervs innerviert, sodass wir schnell reagieren können, wenn etwas nicht schmeckt.

Im Bereich von Brust und Bauch stimuliert er mithilfe von Reflexen die inneren Organe. Herz und Lunge werden von ihm innerviert. Ein hoher Tonus des Vagusnervs sorgt für einen stabilen Kreislauf. Hierfür wirkt er im Wechseln mit dem Sympathikus auf den großen Herzmuskel ein. Der Sympathikus fördert den Blutdruck, der Vagusnerv senkt ihn wieder. Es ist wissenschaftlich erwiesen, dass zwischen dem Tonus des Vagus, der körperlichen Verfassung und unseren Emotionen ein Zusammenhang besteht.[1] Je höher der Tonus, desto besser die Stimmung. Durch die Rückkopplung mit dem Gehirn werden durch den vagalen Reflex sowohl die Organe direkt als auch das Gehirn beeinflusst, sodass innere Entspannung eintreten kann, während gleichzeitig die Verdauung weiterläuft, der Blutdruck und die Herzfrequenz sinken. Die positiven Emotionen, die damit verbunden sind, wirken sich auch im weiteren Umkreis aus und führen in weiterer Folge zu lebendigen sozialen Beziehungen. Auch hierbei schließt sich der Kreis, denn der Tonus des Vagus lässt sich nachweislich bereits durch den Gedanken an schöne Gemeinschaftserlebnisse erhöhen. So kann die Forschung den Zusammenhang von Körper, Geist und Seele nachweisen, die über den Vagusnerv miteinander verbunden scheinen.[2]

---

1 Vgl. B.E. Kok et al. (2013).

2 Vgl. B.E. Kok; B.L. Frederikson (2010).

Die vorrangige Aufgabe (wenn man das überhaupt so sagen kann) des Vagusnervs ist es, dafür zu sorgen, dass die Verdauung in Ruhe vonstattengehen kann. Hierfür versorgt er Magen und Darm, aber auch Leber, Milz und Nieren. Er endet im mittleren Abschnitt des Dickdarms. Für eine gute Verdauung sind eine gleichmäßige Darmbewegung und die Absonderung der Verdauungssäfte, zu denen auch der Speichel gehört, nötig. Ist die Verdauung aus dem Gleichgewicht geraten und meldet sich beispielsweise als sog. Reizdarm, dann kann die Aktivierung des Vagusnervs hier lindernd wirken. Eine Übersäuerung des Magens kann durch Stress entstehen (mehr dazu unter Teil III, Beschwerden im Bereich des Magen-Darm-Traktes), aber auch wenn der Vagusnerv durch den Atlas beeinträchtigt ist. Unsere Verdauung steht in engem Zusammenhang mit unserem Immunsystem, da dies besonders bei allem, was wir zu uns nehmen, aktiv werden muss. Daher ist auch hier der Vagusnerv ganz elementar involviert. Meldet das Immunsystem Krankheitserreger, sorgt der Vagusnerv dafür, dass unser Organismus vorbereitet ist, damit es zu keinerlei Entzündung kommen kann. Weiter reguliert der Vagusnerv die Gallensäfte. Sie sind beispielsweise wichtig für die Fettverarbeitung. Haben wir Hunger, war es ebenfalls der Vagusnerv, der die Information, dass wir etwas essen sollten, an das Gehirn geleitet hat. Achten wir jedoch nicht auf eine ausgewogene Ernährung, kann es passieren, dass der Vagusnerv Hungersignale aussendet, obwohl der Körper noch ausreichend versorgt ist, wie beispielsweise bei Übergewicht. Essen wir zu süß, steigt unser Blutzuckerspiegel, wodurch eine Hormonkaskade ausgelöst wird, um ihn wieder auf ein gesundes Maß abzusenken. Dafür wird von der Bauchspeicheldrüse Insulin ausgeschüttet. Gleichzeitig regt der Vagusnerv die Leber dazu an, den Anstieg des Blutzuckerspiegels zu verhindern (sog. Hemmung der Gluconeogenese). Er unterstützt auch die Nieren, damit sie aus dem Blut konstant Schadstoffe herausfiltern und ableiten können.

Spannend ist dabei, dass es für den Darm im Gehirn keine Schaltzentrale gibt. Das enterische Nervensystem ist lediglich über den Vagusnerv mit dem Gehirn verbunden. Dieser aber liefert alle Informationen in dem Areal ab, in dem unsere Emotionen entstehen und verarbeitet werden. Gehen wir noch tiefer, erkennen wir, dass unsere Darmflora für unsere gute Stimmung verantwortlich ist. Denken Sie daran, wenn Sie sich glücklich essen – und womit. Die Mikroben, die unseren Darm bevölkern, können nämlich auch falsche Signale aussenden und die Verbindung zwischen Bauch und Hirn stören. Die Folgen können schwerwiegend sein, sowohl auf körperlicher Ebene (Herzbeschwerden, Diabetes, Adipositas etc.) als auch auf psychischer (Depressionen, Essstörungen etc.). Lassen Sie also nur gute Dinge in Ihren Körper hinein (hinsichtlich Essen, Trinken, Suchtmittel und Medikamente).

Neben diesen körperlichen Aufgaben versorgt er uns mit Lebensenergie. Er wirkt auf unsere Psyche, da er ebenfalls die Hormonausschüttung beeinflusst. Dopamin, Serotonin, Adrenalin, Oxytocin und Acetylcholin zählen zu den Hormonen, die sich besonders auf unsere Stimmung auswirken. Somit schützt er auch vor seelischen Beschwerden wie Depressionen, Ängsten oder Burn-out. Insgesamt hängen von ihm also nicht nur unsere Gesundheit, sondern auch unser allgemeines Wohlbefinden ab. Leistungsfähigkeit und Vitalität werden von ihm gewährleistet. Vor allem dann, wenn Sie sich aktiv darum kümmern, dass er all seine Aufgaben ausüben kann. Dafür sind die Übungen in Teil 2 und 3 gedacht.

4. Symptome eines überreizten oder eines zu schwachen Vagusnervs

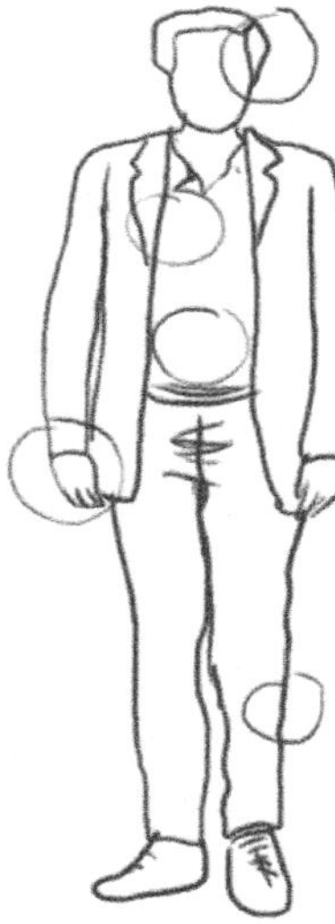

Nerven reagieren sensibel, wenn sie gereizt werden. Das ist der normale Vorgang. Sie werden durch Druck oder durch eine andere Art stimuliert. Wenn jedoch zu viele Reize auf einmal auf die Nerven einströmen, kann es zu einer Überreizung kommen, die nicht mehr verarbeitet werden kann. Das spürt der Betroffene als körperliche Verspannung, als chronische Schmerzen oder als psychischen Stress. Hier können Sie sich das Gleichgewicht zwischen Sympathikus und Parasympathikus zunutze machen. Aktivieren Sie beispielsweise den Sympathikus durch Bewegung, ziehen sich gleichzeitig der Parasympathikus und somit auch der Vagusnerv zurück.

Die Symptome eines überreizten und eines zu schwachen Vagusnervs sind nicht leicht voneinander zu unterscheiden, zumal sie vielen anderen Erkrankungen ähneln und auch recht vielfältig sind. Hierzu zählen Verdauungsprobleme wie Durchfall oder auch Verstopfung, die Übersäuerung des Magens oder auch Übelkeit. Stärkere Schweißbildung, aber auch kalte Hände und/oder Füße. Kopfschmerzen sowie eine Verengung der Pupillen. Heiserkeit und Schluckbeschwerden. Ein unregelmäßiger oder beschleunigter Puls.

Woher wissen Sie nun, dass diese Beschwerden auf den Vagusnerv zurückzuführen sind? Besonders wenn sie geballt auftreten, entweder gleichzeitig oder in rascher Folge, dann sollten Sie Ihren Arzt fragen, ob eventuell eine Störung des Vagusnervs vorliegt. Da er so tief im Körper verläuft (außer am Hals), zeigt sich eine Dysbalance eher innerlich an Fehlfunktionen der Organe. Komplikationen mit anderen Nerven können dagegen zu Taubheitsgefühlen, Schmerzen oder beispielsweise Muskelzucken führen.

Im Rachen und am Hals können die Symptome am leichtesten auf den Vagusnerv zurückgeführt werden. Beispielsweise kann sich der Vagus im Rachenbereich leicht entzünden. Dann schmerzt der obere Kehlkopf beim Schlucken oder Sie bekommen Husten und werden heiser.

Ganz selten wird der Vagusnerv auch einmal eingeklemmt. Das kann nur dort passieren, wo er aus dem Schädel austritt. Hier kann es passieren, dass der Vagus bei einer extremen Drehung des Halses zwischen erstem Halswirbel und Schädel gequetscht wird.[3] Das äußerst sich sehr schmerzhaft an der Zunge, im Kiefer sowie im Mittelohr. Eine Behandlung muss in diesem Fall unter medizinischer Obhut geschehen, da weitere Nerven ebenfalls betroffen sein können und unbedingt eine langfristige Schädigung vermieden werden sollte.

Das Ziel sollte ein hoher vagaler Tonus sein. Je höher, desto besser. Damit erreichen Sie einen guten Ausgleich von Anspannung und Entspannung.

---

3 Vgl. J. Baldauf; C. Rosenstengel; H.W.S., Schroeder (2019).

Wenn hier also davon die Rede ist, dass Sie Ihren Vagusnerv stimulieren sollen, dann geht es um mehr Regeneration, damit Sie in schwierigen, herausfordernden Situationen einerseits stärker bzw. stabiler sind, andererseits schneller wieder zur Ruhe kommen. Das steigert langfristig Ihre Lebensqualität, gibt Ihnen Energie und Lebensfreude. Der Tonus des Vagusnervs ist über Umwege sogar messbar. Dafür werden die Atem- und die Herzfrequenz sowie die Herzfrequenzvariabilität miteinander verglichen. Je höher diese Variabilität, desto höher der vagale Tonus. Ein gutes Zeichen, denn dann ist der Vagus aktiv. Doch auch ein niedriger Tonus ist zunächst unproblematisch, da er aktiviert werden kann.

5. Typische Beschwerden und Erkrankungen bei gestörtem Vagusnerv

Wenn der Vagusnerv zu stark oder zu schwach aktiviert wird, dann gerät er aus dem Gleichgewicht und kann seine Aufgaben nicht erfüllen. Bereits eine Fehlstellung des Atlas bzw. des ersten Halswirbels kann unser gesamtes System beeinträchtigen, wenn dadurch Druck auf den Vagusnerv ausgeübt wird. Das kann dazu führen, dass die elektrischen Impulse der Neurotransmitter nicht mehr weitergeleitet oder falsch ausgelöst werden können. Dies kann zu unerwünschten Symptomen in allen Bereichen führen. Dadurch fühlen wir uns nicht mehr gut und werden langfristig sogar richtig krank. Das kann sich in leichten Beschwerden äußern wie in Verstopfung oder Durchfall, Übelkeit oder Magenübersäuerung, Schluckbeschwerden, Heiserkeit oder Kopfschmerzen, einem zu schnellen Herzschlag, kalten Händen und/oder Füßen, aber auch in übermäßigem Schwitzen, verengten Pupillen und weiteren Unannehmlichkeiten. Da diese Beschwerden so vielfältig sind, kommen wir nicht sofort darauf, dass das am Vagusnerv liegen könnte. Achten Sie einmal darauf: Kommen diese unterschiedlichen Anzeichen beinahe gleichzeitig oder auch rasch hintereinander vor, dann könnte das vom Vagusnerv herrühren, der ja so weit verzweigt seine Arbeit tut. Dann wäre auf jeden Fall ein Besuch bei Ihrem Hausarzt angeraten, der Ihre Vermutung besser beurteilen kann.

Aus den genannten Beschwerden können ernsthafte Krankheiten werden wie Herzrhythmusstörungen, Schlafstörungen, Reizdarm, Alzheimer, Depressionen, Fibromyalgie oder Multiple Sklerose. Auch wenn wir es bisher nicht gewohnt sind, diese Krankheitsbilder mit unserem Nervensystem in Verbindung zu bringen, nutzen Sie bitte die folgenden

Informationen. Gehen Sie bitte die Übungen in Teil 2 und 3 durch und setzen Sie sie konsequent um. Sie werden merken, wie sich Ihr körperlicher Zustand verbessert und Sie möglicherweise schon recht bald Ihre Medikation reduzieren können. Sprechen Sie bitte auch mit Ihrem Arzt über die Möglichkeit, dass der Vagusnerv in den Krankheitsverlauf involviert ist. Er kann auf Ihre spezifische Situation genauer eingehen und Ihnen gezielt noch weitere Tipps geben.

6. Befinden sich Ihr Sympathikus & Parasympathikus im Gleichgewicht?

Nach all dieser Theorie fragen Sie sich vielleicht, wie gestresst Sie wirklich sind. Daher habe ich einen Selbsttest für Sie entwickelt, den Sie hier machen können. Beantworten Sie die folgenden Fragen spontan mit Ja oder mit Nein. Eine Auswertung dazu finden Sie am Ende der Fragen.

Ja	Nein	Frage
□	□	Haben Sie eine ausgeglichene Work-Life-Balance?
□	□	Freuen Sie sich, wenn Sie beruflich oder privat herausgefordert sind?
□	□	Gehen Sie gezielt an Ihre Aufgaben heran?
□	□	Sind sie ein erfolgsorientierter Mensch?
□	□	Können Sie gut mit Leistungsdruck umgehen?
□	□	Wissen Sie, wofür Ihr Herz brennt?
□	□	Gehen Sie mit Stress gelassen um?
□	□	Fühlen Sie sich aktuell angemessen herausgefordert?
□	□	Nutzen Sie Check-Listen für Ihre Aufgaben?
□	□	Können Sie sich zu Hause entspannen?
□	□	Können Sie auch einfach einmal nichts tun?
□	□	Wissen Sie alleine mit sich etwas anzufangen?
□	□	Freuen Sie sich, wenn Sie anderen Menschen begegnen?
□	□	Genießen Sie Ihre Freizeit?

☐	☐	Sind Sie ein fröhlicher Mensch?
☐	☐	Sind Sie neugierig und bereit für Überraschungen?
☐	☐	Treffen Sie sich regelmäßig mit Ihrem Freundeskreis?
☐	☐	Nehmen Sie sich hin und wieder eine Auszeit ganz für sich allein?
☐	☐	Fühlen Sie sich wohl mit sich allein?
☐	☐	Nehmen Sie sich beruflich und privat genügend Freiräume?
☐	☐	Kümmern Sie sich um Ihre persönliche Weiterentwicklung?
☐	☐	Genießen Sie Ihr Leben?
☐	☐	Sind Sie geistig und körperlich fit?
☐	☐	Können Sie sich auf sich verlassen, dass alles in Ordnung ist, wenn Sie Ihre Wohnung verlassen?
☐	☐	Wachen Sie morgens erholt auf?
☐	☐	Sind Sie frei von Alpträumen?
☐	☐	Schlafen Sie nachts durch?
☐	☐	Neigen Sie nicht zum Zähneknirschen?
☐	☐	Ist Ihr Herz in gesunder Verfassung?

Zählen Sie nun zusammen, wie oft Ihre Antwort Ja war und wie oft Nein.

Mehr als 14-mal Ja: Sie gehören zu den ausgeglicheneren Menschen, die mit sich und dem Leben im Reinen sind. Je höher die Anzahl der Ja-Antworten, desto leichter können Sie das Leben nehmen. Sie wissen, was Ihnen guttut und wie Sie sich Ihre eigene Work-Life-Balance gestalten müssen.

Mehr als 14-mal Nein: Ihnen fällt es schwerer, das Leben positiv zu sehen. Mit zunehmender Anzahl gehören Sie zu den Menschen, die mit Herausforderungen schlechter umgehen können. Für Sie ist dieses Buch insbesondere geschrieben, denn mit den Übungen für den Vagusnerv in Teil 2 können Sie sich selbst stärken, damit Sie in den entscheidenden Situationen auf ein größeres Repertoire an Handlungsmöglichkeiten zurückgreifen können, um in einem Problem vielleicht sogar eine Chance zu sehen.

Klären Sie für sich, wo Ihre Anspannung herrührt. Holen Sie sich ggf. Hilfe bei einem Spezialisten, einem Mediziner oder Therapeuten. Warten Sie nicht zu lange, damit sich das Ganze nicht verselbständigt und umso schwieriger zu lösen ist.

Es können viele unterschiedliche Themen zu dieser inneren Unruhe und der fehlenden Stressresistenz führen. Das kann auf der emotionalen Ebene liegen, sich in einer konfliktträchtigen Beziehung oder einem wenig wertschätzenden Arbeitsumfeld zeigen. Es kann aber auch körperlich fühlbar werden als Übelkeit, Mattigkeit, Schlaflosigkeit bis hin zu gravierenden Erkrankungen wie Migräne oder Depressionen.

Je schneller Sie gegensteuern, desto eher kommen Sie wieder ins Gleichgewicht. Nutzen Sie dafür so viele Spielarten der Vagusstimulation wie möglich. Da sich die Dysbalance zwischen Sympathikus und Parasympathikus auf so vielfältige Weise zeigt, ist es an Ihnen, herauszubekommen, womit Sie diesen Zustand wieder beenden können. Werden Sie Ihr eigener Arzt und Heiler. Doch lassen Sie sich zur richtigen Zeit fachkundig unterstützen.

7. Wie der Vagusreiz ausgelöst werden kann

Da der Vagusnerv lediglich am Hals physisch erreichbar ist, aber im weiteren Verlauf tief in unserem Körper zu den einzelnen Organen gelangt, ist die Stimulierung des Vagusnervs nur am Hals ohne weitere Mittel möglich. Doch gibt es inzwischen Implantate, die erfolgreich besonders bei psychischen und neurologischen Erkrankungen eingesetzt werden. Diese sog. Vagus-Nerv-Stimulation (VNS) wird wie ein Herzschrittmacher implantiert. Diesmal allerdings in der Region des linken Schlüsselbeins.[4] Dieser Impulsgeber regt den Vagusnerv mit regelmäßigen elektrischen Impulsen an. Das wird besonders bei Patienten eingesetzt, deren Epilepsie und Depressionen nicht mit anderen herkömmlichen Mitteln behoben werden können.

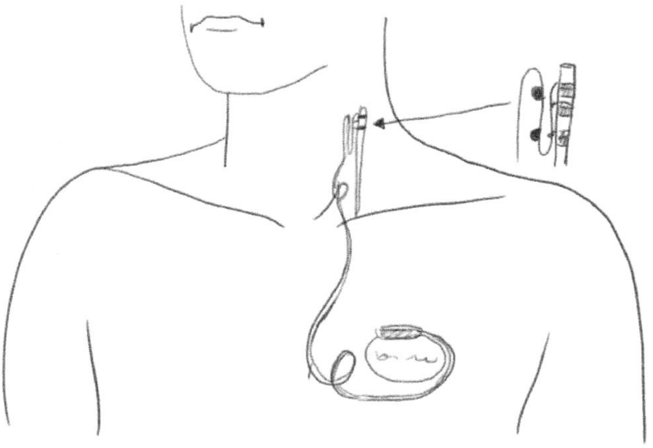

Abbildung 3: Vagus-Nerv-Stimulation

4 Vgl. S.T. Aaronson; P. Sears; F. Ruvuna et al. (2017).

8. Der vegetativ-soziale Vagus

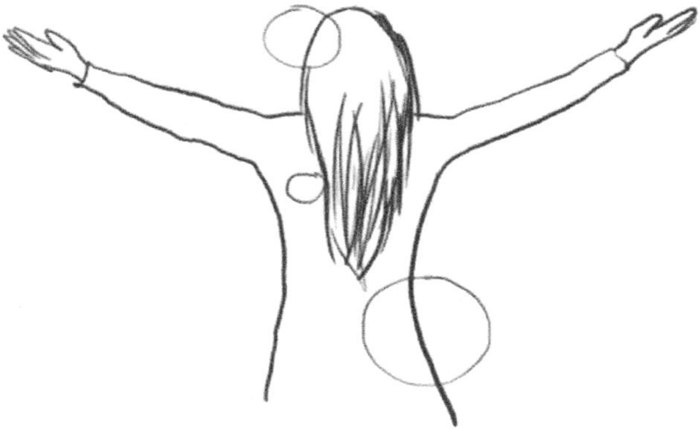

Wussten Sie, dass es ein soziales Nervensystem gibt? Ja, das mag jetzt etwas merkwürdig klingen, doch bezieht es sich auf die Einflüsse von außen, auf die wir vegetativ reagieren. Vielleicht haben Sie schon von den Experimenten gehört, die im 17. Jahrhundert mit Kindern gemacht wurden. Ihnen wurde jeglicher soziale Kontakt entzogen – und sie starben. Wir wissen heute auch, wie lebenswichtig für Säuglinge der Hautkontakt ist. Wir sind also nur ganz, wenn wir auch die seelischen Aspekte mit einbeziehen, so wie dieses autonome Nervensystem, das soziale Nervensystem.[5] Die Gemeinschaft gibt uns nicht nur Sicherheit, sondern gibt unserem Leben auch einen Sinn, ohne den wir uns innerlich leer und nutzlos fühlen.

Dieses spezifische Nervensystem, der ventrale Vagus, sitzt unterhalb des Zwerchfells und ergänzt Parasympathikus und Sympathikus als drittes

5 Vgl. S.W. Porges (2021). – Vgl. kritisch dazu: T. Liem; W. Neuhuber (2021).

Element. Es stammt evolutionär von den Reptilien ab und ist daher auch für unsere Starre verantwortlich, wenn wir vor Schreck nicht mehr wissen, was wir tun sollen. Daher ist es ein defensives System im Gegensatz zum Sympathikus. In guten Zeiten dient dieses Nervensystem vor allem der sozialen Interaktion, ist es doch mit den Hirnnerven verbunden, die wir für die Kommunikation benötigen. So werden von hier aus die Augenbewegungen, das Hören und die Stimmgebung innerviert. Sie wissen selbst, dass das Miteinander besser gelingt, wenn wir entspannt bleiben und uns auf den anderen einlassen können. Die Wechselwirkung zwischen Kopf und Bauch führt denn auch zu Wohlbefinden, Freude und sozialer Sicherheit.

Ergänzt wird das Ganze durch das enterische Nervensystem, das mit seinen 100 Mio. Nervenzellen den Darm umsorgt. Doch dies allein führt eben nicht zu einem guten Bauchgefühl. Erst in Kombination mit den Informationen des Vagusnervs wird daraus eine runde Sache. Der ventrale Vagus unterstützt Sie dabei, aktiv eine gute Atmosphäre zu schaffen. So wirkt eines auf das andere und wieder zurück. Bestätigt Ihnen Ihr Bauchgehirn, dass Sie richtig liegen, dann können Sie weitermachen. Ihr Gefühl von Sicherheit steigt. Der Vagus zieht die Verbindung zwischen Tonfall, Mimik und Blickkontakt, hilft Ihnen das Gesagte zu deuten und richtig zu reagieren. So ist ein ruhiger Puls im Kreise netter Menschen ebenfalls eine logische Folge seines Wirkens.

Umgekehrt funktioniert dieser Ablauf natürlich auch. Erlebt jemand eine traumatische Begegnung, so ist seine Ausdrucksfähigkeit eingeschränkt. Er verfällt in eine Art Starre, die ursächlich von der Unterversorgung der Nervenbahnen zum Innenohr herrührt. Dadurch kann er die Laute und auch Stimmen, die er hört, nicht mehr richtig zuordnen und bleibt „in Deckung“. Das kann jedoch von zugewandten Therapeuten wieder aufgelöst werden, solange sie die nötige Ruhe und Präsenz bieten, die der Betroffene benötigt, um wieder das lebensnotwendige Gefühl der Sicherheit zurückzuerlangen.

9. Interozeption

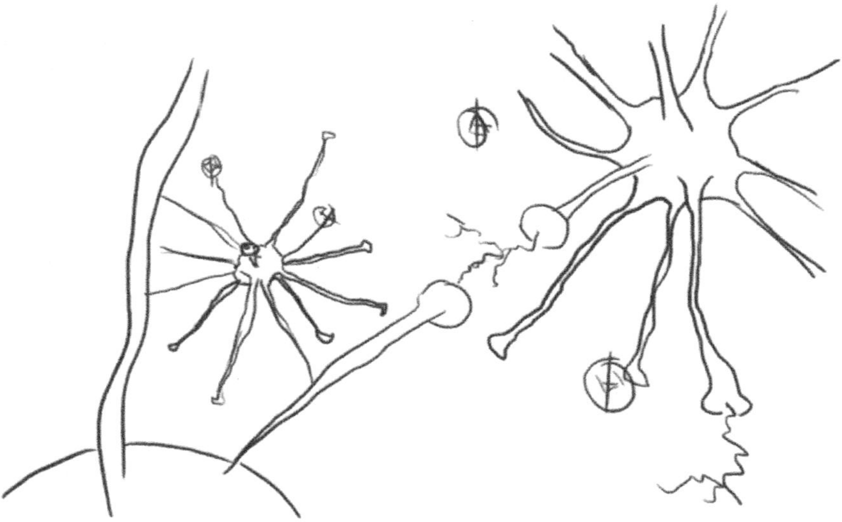

Hierbei geht es um Ihr Körpergefühl. Wie gut können Sie die Vorgänge in Ihrem Körperinneren, aber auch die Lage Ihres Körpers und seine Bewegungen wahrnehmen und interpretieren? Sämtliche Reize werden von sog. Rezeptoren aufgenommen. Diese sind beispielsweise auf Druck, Juckreiz, Hitze oder Schmerzen spezialisiert. Sie sind mit den feinen Verästelungen des Nervensystems verbunden, über die wiederum die Informationen an das Gehirn weitergeleitet werden. Dieses reguliert unseren Organismus in der Regel, indem es Befehle gibt, wie das vorherige Gleichgewicht wiederhergestellt werden kann. Das wenigste nehmen wir davon bewusst wahr. Wenn allerdings in unseren inneren Organen etwas unrund läuft, schlägt das schnell auf die Stimmung.

Die meisten inneren Vorgänge sind messbar, wie die Temperatur, der Puls oder der Blutdruck. Die Messungen ergeben, ob alles im gesunden Bereich liegt. Denn unser Körper kann unbemerkt aus dem Gleichgewicht geraten, da die Informationen, die unser Gehirn erhält, subjektiv gedeutet werden. So kann sich ein Zustand etablieren, der ungesund ist und doch nicht als krankhaft empfunden wird. Das liegt daran, dass sich die Interozeption durch Lernprozesse und Erfahrungswerte verändert. Daher ist es wichtig, wenn wir den Vagusnerv „richtig" aktivieren wollen, dass wir unsere Sinne schärfen und erkennen, was richtig läuft und was nicht. Als einfaches Beispiel können unsere gut geheizten Wohnungen dienen, die unser Empfinden für Wärme und Kälte dergestalt verändert haben, dass wir (Frauen) bereits bei 19 °C anfangen zu frieren. Doch die Fähigkeit, den Stoffwechsel bei kalten Temperaturen anzukurbeln, können wir wieder erlernen – wie das geht, erkläre ich unter Teil II, 13. Kälte als Heilmittel.

10. Therapiemöglichkeiten bei gestörtem Vagusnerv

Seitdem der Zusammenhang zwischen dem Vagusnerv und unserem Wohlbefinden herausgefunden wurde und dass er willkürlich beeinflusst werden kann, gibt es unterschiedlichste Therapiemöglichkeiten, mit denen Mediziner und Therapeuten den Vagusnerv ihrer Patienten stimulieren und aktivieren. So ist es elementar, Stress zu reduzieren, der für viele Krankheiten ursächlich ist. Wenn Stress Entzündungen verursacht, die wiederum zu Krankheiten oder chronischen Schmerzen führen, dann gilt aus Sicht der Mediziner im Umkehrschluss: Je weniger Stress, desto gesünder der Mensch. Das lässt sich durch die Aktivierung des Vagusnervs relativ einfach und vor allem ohne jegliche Nebenwirkungen, mit denen bei einer Medikamentengabe immer zu rechnen ist, erreichen. Beispielsweise können bei rheumatischer Arthritis Implantate den Vagusnerv stimulieren und somit die Entzündungen in den Gelenken verringern. Auch Epilepsie kann mithilfe elektrischer Impulse auf den Vagusnerv gelindert werden. Diese sog. Vagus-Nerv-Stimulation (VNS) wird seit dem Ende der 1990er Jahren nicht nur bei Epilepsie, sondern auch bei Depressionen eingesetzt.[6]

Stress führt aber auch zu psychischen Beschwerden oder sogar Erkrankungen wie Migräne, Tinnitus, Essstörungen bis hin zu Zwangsstörungen, Angststörungen, Depressionen, Alzheimer oder Gedächtnisschwäche. Migräne, Nacken- oder Rückenprobleme können aber beispielsweise auch entstehen, wenn der Atlaswirbel nicht korrekt ausgerichtet ist und dadurch der Vagusnerv, der daran vorbeiführt, permanent falsch stimuliert wird. Wird nun der Sitz des Atlaswirbels korrigiert und der Vagus-

6 Vgl. J. Scherrmann et al. (2001).

nerv massiert, so können diese Schmerzen zu einem hohen Grad aufgelöst werden.

Denken Sie daran, bei derartigen Erkrankungen unbedingt einen Mediziner oder Therapeuten aufzusuchen. Vertrauen Sie sich ihm an. Und unterstützen Sie die notwendige Therapie durch die Vorschläge aus diesem Buch. Ihr Heilungserfolg wird dadurch noch besser ausfallen.

11. Ernährung bei gestörtem Vagusnerv

Ohne Ernährung können wir nicht leben. Doch in unserer Zeit der vollen Lebensmittelregale haben viele von uns das Gefühl für den gesunden Hunger verloren. Wir essen häufig aus Geselligkeit und dann über das Gefühl der Sättigung hinaus. Zusätzlich nehmen wir die Nahrungsmittel in einer Zusammensetzung zu uns, für die wir nicht gemacht sind. Auch hier hilft die Erkenntnis, dass wir auf körperlicher Ebene immer noch für die Herausforderungen der Steinzeit konditioniert sind. Egal, ob seit dem Industriezeitalter der raffinierte Zucker erfunden wurde, die Massentierhaltung immer mehr um sich gegriffen hat und in den Laboren der Glutengehalt im Weizen verzehnfacht werden konnte. Wenn Sie sich mit gesunder Ernährung beschäftigen, werden Sie schnell merken, dass das alles gar nicht so kompliziert ist, sondern Sie einfach nur zu den Ursprüngen zurückkehren müssen.

Als Faustregel können Sie sich einfach merken:

- je frischer und natürlicher, desto besser
- je grüner, desto besser
- je mehr Gemüse (inklusive Salate und Sprossen), desto besser
- je mehr Abwechslung, desto besser.

Was bedeutet das konkret? Essen Sie nur, wenn Sie Hunger haben. Bereiten Sie Ihr Essen frisch zu. Essen Sie so viel im rohen Zustand wie möglich. Verzichten Sie möglichst auf verarbeitete Lebensmittel. Reduzieren Sie tierische Produkte. Und trinken Sie Wasser. Bereits morgens nach dem Aufstehen spülen Sie mit einem großen Glas Wasser die Giftstoffe aus dem Körper, die sich über Nacht dort eingelagert haben. Reduzieren

Sie Kaffee und Alkohol. Und lassen Sie Ihren Verdauungstrakt in Ruhe seine Arbeit tun – halten Sie also Essenspausen von 3 bis 4 Stunden ein. Je vollwertiger und frischer Sie sich ernähren, umso leichter wird Ihnen das fallen.

Wenn Sie es jetzt auch noch schaffen, den Zucker von Ihrer Lebensmittelliste zu streichen und stattdessen Obst, Trockenfrüchte, Nüsse und Samen zu naschen, wird sich Ihr Hautbild verbessern, Ihre Konzentrationsfähigkeit steigern und Ihr BMI bedanken.

Bleiben wir beim Vagusnerv, dann leuchtet es unmittelbar ein, dass weniger Körpergewicht (im Rahmen eines normalen BMI) gut für das Herz, für den Kreislauf und somit auch für den vagalen Tonus ist. Mit einer ausgewogenen, vollwertigen, rohköstlichen Ernährung gelingt es Ihnen schließlich spielerisch, Ihr Gewicht zu halten, ohne das Gefühl zu haben, auf etwas verzichten zu müssen.

Bis Sie soweit sind, Ihre Ernährung auf Frisch- und Rohkost umzustellen, hilft es dem Vagusnerv, zunächst die Darmbakterien gezielt mit *Probiotika* aufzubauen. Probiotika sind lebende Bakterien, wie spezielle Hefepilze oder Milchsäurebakterien, die unsere Darmflora unterstützen. Wir nehmen sie über unsere Nahrung zu uns, doch werden sie nicht verdaut, sondern arbeiten mit unseren Darmbakterien zusammen. Da die meisten Krankheitserreger und Schadstoffe über unsere Nahrung in unseren Körper gelangen, sind etwa 70 Prozent unserer Immunzellen im Darm angesiedelt. So ist die Zusammensetzung unserer Darmflora (Darmbakterien inklusive der Probiotika) ganz wesentlich für unser Immunsystem verantwortlich.

Ihr Darmgehirn (das enterische Nervensystem) wird es Ihnen danken. Der Vagusnerv, mit dem es eng zusammenarbeitet, kann sich entspannen. Die Verbindung von Bauch zum Hirn kann besser funktionieren.[7]

---

7 Vgl. M. Carabotti; A. Scirocco; M.A. Maselli et al. (2015).

Die GABA-Rezeptoren vermehren sich, sodass gleichzeitig der Spiegel der Stresshormone sinkt und Ängste bzw. Depressionen weichen.[8]

Nun müssen Sie aber keine speziellen Probiotika-Produkte kaufen. Integrieren Sie einfach folgende Nahrungsmittel in Ihren Speiseplan. Je abwechslungsreicher, desto besser: Naturjoghurt, Kefir und/oder Käse. Fermentierte Speisen wie Sauerkraut oder Salzgurken erhalten ihre saure Umgebung (niedriger pH-Wert) durch die Bakterien, die sie bereits in sich tragen. Durch die Zugabe von Salz und die Art der Lagerung beginnt der Gärprozess – das Gemüse wird quasi vorverdaut. Der Anteil der Milchsäurebakterien steigt, was für unsere Darmflora vorteilhaft ist. Bedenken Sie bitte, dass Sie das fermentierte Gemüse nicht mehr kochen, sondern lediglich leicht erhitzen sollten, andernfalls zerstören Sie die wertvollen Probiotika wieder.

Und noch eine kleine Anmerkung zum Schluss: Sollten Sie Antibiotika verschrieben bekommen haben, warten Sie mit der zusätzlichen Aufnahme der Probiotika, bis die medizinische Therapie beendet ist. Denn auch wenn die Antibiotika die Darmflora beeinträchtigen, wird von einer gleichzeitigen Gabe von Antibiotika und Probiotika abgeraten.

Auch *Omega-3-Fettsäuren* stärken den Vagusnerv.[9] Grundsätzlich wird ihnen zugesprochen, das Nervensystem und das Gehirn zu unterstützen, entzündungshemmend zu wirken und zu psychischem Wohlergehen beizutragen. So soll allein der erhöhte Verzehr während der Schwangerschaft zu einem höheren Intelligenzquotienten beim Kind führen, da das Gehirn bereits im Mutterleib stärker ausreifen kann. Omega-3-Fettsäuren werden daher bei verschiedenen kognitiven Fehlfunktionen, aber auch bei AD(H)S eingesetzt. Durch Omega-3-Fettsäuren wird die Herzfrequenz reduziert, jedoch die Herzfrequenzvariabilität erweitert. Somit wird abgeleitet, dass der Vagusnerv vom Konsum von Omega-3-Fettsäuren profitiert.

---

8 Vgl. S. Breit; A. Kupferberg; G. Rogler et al. (2018)

9 Vgl. C. von Schacky (2006).

Omega-3-Fettsäuren (EPA und DHA) kommen besonders in Fischfleisch (Hering, Sardinen, Makrelen oder Lachs), aber auch in Nüssen und Leinsamen vor. Als besonders wertvoll werden jedoch die Omega-3-Fettsäuren im Krillöl geschätzt. Krill ist eine Krebsart, die zum Plankton gehört und vor allem zur Nahrung der Wale, aber auch von Robben, Pinguinen und Seevögeln zählt. Für unser Thema ist wichtig, dass Krill die reinsten Fettsäuren liefert. Diese kann der menschliche Organismus am besten verstoffwechseln, Daher reicht hier eine niedrigere Dosis aus als bei anderem Fischöl, es müssen also weniger Lebewesen verarbeitet werden. Hinsichtlich der Ökobilanz empfiehlt es sich jedoch, Omega-3-Fettsäuren auf pflanzlicher Basis zu verzehren, da Krill in seinem Ökosystem eine wichtige Rolle spielt und hier die Fischerei zum erhöhten CO2-Ausstoß beiträgt.[10]

Ein weiterer Zusatzstoff, der bei einem gestörten Vagusnerv ausgleichend wirkt, ist der Mineralstoff *Zink*. Der gesamte Stoffwechsel ist auf diesen Mineralstoff angewiesen. Hier ist es besonders der Pankreas, die Bauchspeicheldrüse, die sensibel auf eine Unterversorgung reagiert. Von ihr wird kontinuierlich die Menge an diesem Spurenelement ausgeschüttet, die unser Organismus benötigt. Fehlt dieser, so steigen die Entzündungswerte im Blut, die Immunabwehr ist herabgesetzt.[11] Zudem kann Zinkmangel zu Angstzuständen bis hin zu Depressionen führen. Gleichzeitig benötigen wir ausreichend Zink für unsere Verdauung.

Wie immer ist es am besten, die nötigen Vitamine und Mineralstoffe aus natürlichen Quellen zu gewinnen, da sie dann am besten verstoffwechselt werden können. Grundsätzlich reicht unsere Ernährung auch aus, um ausreichend Zink zu erhalten. Achten Sie einfach darauf, Nüsse, Hülsenfrüchte und gesäuerte Vollkornprodukte in Ihren Ernährungsplan zu integrieren. Haferflocken, Leinsamen, Kürbiskerne, Mohn, Ka-

---

10 Vgl. A. Prado-Cabrero; J.M. Nolan (2021).

11 Vgl. D. Brugger; W.M. Windisch (2016).

kao und Weizen zählen mit zu den Zinklieferanten. Auch Fleisch, Fisch und Milchprodukte enthalten das Spurenelement.

Doch bei bestimmten Erkrankungen wird dennoch dazu geraten, die tägliche Zinkdosis zu erhöhen. Symptome hierfür sind insbesondere eine ungewöhnlich schlechte Haut, weiße Flecken auf den Nägeln, Haarausfall, häufige Infekte, ständige Müdigkeit, Konzentrationsschwäche oder ein gestörter Seh- und Geruchssinn. Da diese Symptome auch bei Eisenmangel auftreten können, sollten Sie unbedingt Ihren Arzt konsultieren, bevor Sie ein spezielles Präparat kaufen.

Wenn wir essen, belasten wir unseren Körper. Ja, denn Verdauung ist Arbeit. Das unterschätzen viele von uns. Auch haben wir es oftmals verlernt, auf unseren Körper zu hören: Wann hat er wirklich Hunger? Wann hat er Durst? Je bewusster wir das wahrnehmen, desto besser geht es uns. Je länger die Pausen zwischen den Mahlzeiten sind, desto eher kann nach dem Verdauungsprozess die Selbstreinigung des Darms stattfinden, die wir so dringend benötigen, damit krankhafte Zellbestandteile abgetragen werden können. Dieser Prozess wird als Autophagie bezeichnet.[12] Hierbei handelt es sich um einen Automatismus, bei dem die Zellen in ihre einzelnen Bestandteile zerlegt werden, um sie besser verwerten zu können. Dieser Prozess wird besonders beim *intermittierenden Fasten* angekurbelt. Das ist eine besondere Form der Ernährung, bei der Sie regelmäßig für 16 Stunden auf das Essen verzichten. Beginnen Sie diese Ernährungsform an 2-3 Tagen die Woche. Manche Menschen praktizieren das immer so. Doch gewöhnen Sie sich langsam an den neuen Ernährungsstil und nehmen Sie bewusst wahr, was sich für Sie auf der körperlichen und auf der emotionalen Ebene verändert.

Was passiert, wenn Sie das über einen längeren Zeitraum machen? Dann stimmt sich Ihr Körper wieder auf seinen ursprünglichen Rhythmus ein: Morgens bringt Sie der Sympathikus in Schwung, geistige Wachsamkeit

12 Vgl. D. Ebrahimi-Fakhari; A. Saffari; L. Wahlster et al. (2016).

und der Stoffwechsel sind angeregt. Abends bringt Sie der Parasympathikus wieder zur Ruhe und widmet sich seinen Aufgaben, der Verdauung und der Regeneration. Aufgrund der hohen Intensität unserer heutigen Welt haben viele von uns das Gefühl für unseren Körper und vor allem für unsere körperlichen Bedürfnisse wie Essen, Ausruhen, Bewegung und Schlafen verloren, sondern orientieren sich stattdessen an den Anforderungen von Beruf und Familie. Das bedeutet aber, dass der Sympathikus mehr in Aktion tritt, als uns guttut, denn er schüttet viel zu oft Adrenalin und Cortisol aus, unsere Stresshormone. Der Parasympathikus kann nicht mehr ausreichend gegensteuern. Wenn wir dann noch pausenlos essen, weil unser Hormonhaushalt durch Schlafmangel durcheinandergeraten ist, dann fördern wir diese Dysbalance noch zusätzlich. Durch das Fasten aber sinkt unser Blutzuckerspiegel und die Darmtätigkeit nimmt ab. Daraufhin steigert der Vagusnerv seine Impulse, die von der Leber aus an das Gehirn verlaufen. So kann sich das gesamte Verdauungssystem beruhigen. Zusätzlich stärkt das Fasten die Flexibilität Ihres Stoffwechsels und Ihre Herzfrequenzvariabilität.[13] Besonders interessant ist dabei auch, dass das Fasten unseren Hormonhaushalt dergestalt verändert, dass das Hormon NPY (Neuropeptid Y) verstärkt produziert wird. Dies hilft nachweislich dabei, besser mit Angst und Stress umzugehen.[14]

Stellen Sie sich einfach einmal vor, Sie würden Ihrem Körper durch das Nicht-Essen ganz bewusst etwas Gutes tun. Essen Sie sich dafür morgens und mittags so richtig satt. Und verzichten Sie dann auf alles, was Kalorien hat. Trinken Sie aber gut 3 Liter. Möglichst reines Wasser oder ungesüßten Tee. Ihr Vagusnerv kann sich entspannen und sich wieder in Ruhe um seine Aufgaben kümmern. Ihr Darm kann sich reinigen. Sie werden es an Ihrem Hautbild erkennen. Sie werden unnötige Fettreserven abbauen. Ihre Muskulatur wird fester. Sie werden sich so viel freier fühlen und besser schlafen. Zudem werden Sie unbewusst beginnen, nur noch die Dinge zu essen, die Ihr Körper gerade benötigt.

---

13 Vgl. D.E. Mager, R. Wan, M. Brown et al. (2006).

14 Vgl. D. Mathias (2018).

Nach diesen grundlegenden Informationen zum Vagusnerv, seiner Lage, seiner Funktionsweise, seinen Aufgaben und einem grundsätzlich gesunden Lebensstil gehe ich im folgenden Teil darauf ein, wie Sie Ihren Vagusnerv trainieren können. Manche Vorschläge lassen sich gut in den Alltag integrieren, andere bedürfen einer etwas größeren Planung. In jedem Fall geht es darum, dass Sie herausfinden, was Ihnen guttut und was Sie am ehesten über einen gewissen Zeitraum hinweg einüben können. Denn das Ziel sollte es sein, immer wieder zur Ruhe zu kommen und Körper und Geist aufeinander auszurichten. Werden Sie zum besten Partner Ihres Vagusnervs und er wird Ihr bester Partner sein!

TEIL II – Vagusnerv-Training

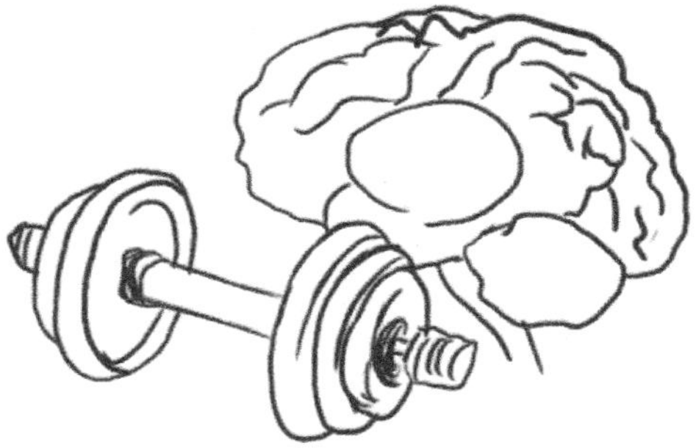

In diesem Teil geht es darum, wie wir den Vagusnerv aktiv für unsere Gesundheit einsetzen können. Bitte bedenken Sie jedoch, falls Sie gesundheitliche Beschwerden haben, vorab von Ihrem Arzt abklären zu lassen, was Sie machen können. Ideal wäre es doch, wenn hier Schulmedizin und alternative Zugänge zu einem bewussten und gesunden Leben kombiniert werden könnten.

Da der Vagusnerv Teil des Parasympathikus ist, der als Gegenspieler zum Sympathikus für unsere Ruhephasen zuständig ist, geht es in den folgenden Übungen um Entspannungsübungen – die wiederum den Vagusnerv aktivieren. Was wie ein Widerspruch klingt, ist aber keiner. Denn unsere Verdauung ruht, solange wir körperlich aktiv sind. Erst wenn wir nicht mehr umherhetzen, ist Zeit für die Darmtätigkeit. So steht es um etliche andere Bereiche in unserem Organismus ebenfalls. Daher spreche ich hier vom Training des Vagusnervs, auch wenn es für Sie Entspannungsübungen sind. Das große Ziel dabei ist, das Stresslevel zu verringern. Stress ist generell unproblematisch, nur wenn er chronisch wird, können wir an der ständigen Alarmbereitschaft unserer Nerven erkranken. In diesem Sinne beugen wir dem Risiko vor, dass unser Vagusnerv sich entzündet, wenn wir den stressigen Situationen in unserem Alltag und Berufsleben mit Gelassenheit begegnen können. Dabei helfen Ihnen die folgenden Übungen.

1. Atemübungen

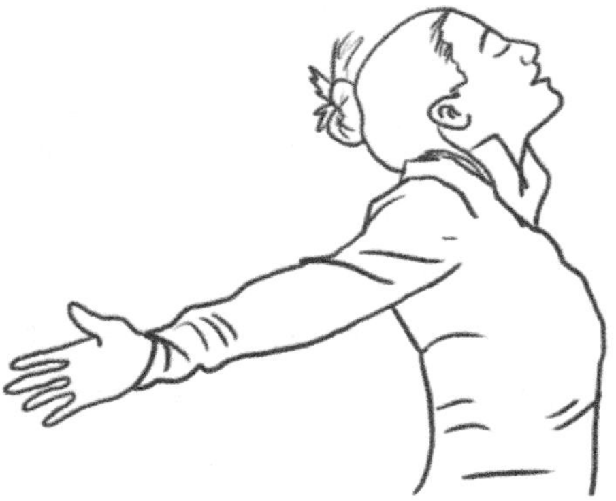

Der Atem ist unser Lebenselixier. Ohne Sauerstoff kein Leben. Daher funktioniert unsere Atmung auch unwillkürlich. Wir müssen nicht darüber nachdenken, ob sich unser Brustkorb hebt oder senkt, ob sich das Zwerchfell zusammenzieht und wieder ausdehnt, um ausreichend Luft in die Lungen zu saugen.

Da das Atmen aber oft so nebenher passiert, neigen viele von uns dazu, sehr flach zu atmen. Das wird auch sichtbar, indem sich unsere Bauchdecke beim Einatmen nach innen zieht. Dann spricht man von der Brust- oder auch Schulteratmung Dadurch gelangt auf Dauer nicht genügend Sauerstoff in unser Gehirn und unsere Nerven werden nicht ausreichend versorgt. Wir müssen öfter atmen und das Herz muss stärker schlagen, um den wenigen Sauerstoff, der zur Verfügung steht, in die Adern zu pumpen. Sie können sich vorstellen, wie wir dadurch schneller erschöpfen, uns weniger konzentrieren können und mit negativen Reizen von außen schlechter zurechtkommen. Eine zu flache Atmung kann daher sogar zu einer Depression führen.

Doch wir können unsere Atmung auch aktiv steuern. Das machen wir gerne, wenn wir Kerzen auspusten oder Luftballons aufblasen. Machen Sie doch einfach mal einen Test: Schaffen Sie es aus der Entfernung von einer Armlänge, eine Kerze auszublasen? Wenn ja, dann ist alles bestens. Wenn nicht, dann nutzen Sie nicht ihr gesamtes Lungenvolumen aus, weil Sie falsch atmen. Das können Sie mit den folgenden Übungen ganz leicht ändern. Eine **aktive Bauchatmung bzw. Zwerchfellatmung** erkennen Sie daran, dass sich Ihr Bauch beim Atmen leicht nach vorne wölbt. Denken Sie einfach im Tagesverlauf immer mal wieder daran, richtig tief einzuatmen. Zu Beginn kann es hilfreich sein, sich dafür bewusst eine Auszeit zu nehmen. Legen Sie sich dazu auf den Rücken und beobachten Sie beim Atmen Ihren Bauch. Dafür reichen 1 bis 5 Min., um das Gefühl für den eigenen Körper wieder zu wecken. Das Ziel sollte sein, statt der üblichen 10 bis 14 Atemzüge pro Minute nur noch 5 bis 6 durchzuführen.

Um das tiefe Atmen (wieder) zu üben und zu verinnerlichen, gibt es die sog. **5:6-Atmung**. Setzen Sie sich dafür aufrecht hin, legen Sie beide Hände bequem auf Ihre Oberschenkel und lassen Sie den Kopf leicht auf die Brust fallen. Dann zählen Sie beim Einatmen langsam bis 5 und beim Ausatmen langsam bis 6. Wiederholen Sie das zunächst eine Minute lang. Lassen Sie das zu einer täglichen Übung werden und verlängern Sie jeden Tag die Übungsdauer um eine Minute. Sie werden nicht nur Kraft tanken, sondern auch in einen meditativen Zustand gelangen, der Sie von äußerem Druck befreit.

Ärgern Sie sich schnell? Sind Sie öfters einmal wütend über jemanden? Oder auch über sich selbst? Auch da kann Ihnen die **Bauchatmung** helfen, denn sie reguliert auch Ihre Gefühle. Legen Sie dafür Ihre Hand auf

Ihren Oberbauch, um sicher zu gehen, dass Sie wirklich tief einatmen – was einem ja in einer gereizten Stimmung nicht so leichtfällt. Dann atmen Sie bewusst bis in Ihren Unterbauch ein und zählen Sie dabei bis 4. Halten Sie jetzt die Luft an, wobei Sie bis 6 zählen, und atmen Sie aus, während Sie bis 8 zählen. Dies ist die sog. **4:6:8-Methode**, mit der Sie Ihre schlechte Laune einfach wegatmen.

Was, wenn Sie Ihr Gedankenkarussell nicht einschlafen lässt? Das Schlafhormon Melatonin verstärkt auch noch unsere getrübten Vorstellungen. Immer wieder kommen wir an denselben Punkt zurück, wie unfair doch unser Arbeitskollege war oder wie wir jetzt mit unserem pubertierenden Kind umgehen sollen. Dabei vergeht die Zeit, die Turmuhr schlägt gewissenhaft alle Viertelstunde und wir wissen, die Zeit für den erholsamen Schlaf wird immer kürzer. Dann gehen Sie **raus aus dem Kopf und rein in den Bauch**: Konzentrieren Sie sich auf Ihre Atmung. Legen Sie dabei eventuell wieder eine Hand auf den Bauch als Unterstützung. Jetzt können Sie sich selbst beruhigen, indem Sie langsam ein und ausatmen und dabei immer wieder bis 9 zählen. Das Zählen stoppt Ihre Gedanken, denn Zählen und Gedankenkarussell schließen sich gegenseitig aus. Die ruhige Atmung verlangsamt zudem Ihren Herzschlag aktiv und bringt Ihr Nervensystem ins Gleichgewicht. Der Schlaf kann kommen.

Wollen Sie Ihr Lungenvolumen erweitern? Dann machen Sie es wie die **Apnoe-Taucher**: Atmen Sie stückchenweise aus. Nehmen Sie für diese Übung einen festen Stand ein, indem Sie die Füße hüftbreit und leicht nach außen geöffnet hinstellen. Der Rücken bleibt gerade. Atmen Sie jetzt durch die Nase ein, während Sie bis 5 zählen. Jetzt warten Sie, bis Sie den Impuls zum Ausatmen spüren. Öffnen Sie leicht Ihre Lippen und geben Sie einen kleinen Teil der Luft wieder frei. Halten Sie die restliche Luft zurück. Verfahren Sie so fort, immer etwas ausatmen, Luft anhalten, ein paar Sekunden warten und wieder ausatmen. So lange, bis keine Luft mehr in Ihrer Lunge ist. Nach einer Verschnaufpause können

Sie die Übung bis zu 3-mal wiederholen. Sie werden merken, wie schnell es leichter geht und Ihre Lunge mehr Volumen fasst.

Bei akuter Angst beispielsweise vor einer Prüfung oder bei einer Panikattacke können Sie nicht nur den Vagusnerv, sondern auch das zentrale Nervensystem mit einer kurzen Übung stabilisieren. Sie nennt sich **Valsalva** und kann im Liegen, Sitzen oder Stehen durchgeführt werden, doch sollen die Schultern und der Rücken in aufrechter bzw. gerader Position sein. Atmen Sie jetzt tief ein und halten Sie sich anschließend Mund und Nase zu. Pressen Sie anschließend die Luft, als wollten Sie ausatmen – und wie man es macht, um den Druck in den Ohren loszuwerden, wenn man in einem Flugzeug sitzt. Halten Sie den Druck 15 bis 20 Sek. aus, bevor Sie langsam wieder ausatmen. Durch diesen Druck richten Sie Ihre Wirbelsäule wieder auf und wirken den Angstgefühlen entgegen.

Indem Sie Körperhaltung, Handhaltung und Atmung miteinander kombinieren, sodass bestimmte Körperpunkte stärker aktiviert werden, können Sie mehrere Körperfunktionen ausbalancieren. Hierzu gehören bei der sog. **Wechselatmung** der Blutdruck, der pH-Wert im Blut, die Körpertemperatur und der Sauerstoffgehalt im Atem selbst. Sie können diese Übung im Sitzen oder im Liegen durchführen. In beiden Fällen sollte der Rücken gerade sein und die linke Hand ganz entspannt nach oben geöffnet sein. Die rechte Hand bildet jetzt ein sog. Mudra, indem Zeige- und Mittelfinger zur Handinnenseite zeigen, die übrigen Finger aber gespreizt sind. Atmen Sie jetzt durch die Nase aus. Verschließen Sie anschließend das rechte Nasenloch mit dem rechten Daumen und lassen Sie die Luft langsam in das linke Nasenloch hineinfließen (4 Sek.). Jetzt drücken der Ringfinger und der kleine Finger das linke Nasenloch zu und Sie lassen die Luft durch das rechte Nasenloch wieder hinaus (4 Sek.). Wieder durch dasselbe Nasenloch einatmen, dann das rechte zudrücken und links ausatmen. Wiederholen Sie die Übung 10-mal (also links ein, rechts aus, rechts ein, links aus als einen Durchlauf werten).

Wünschen Sie sich eine Kontrollmöglichkeit, um zu wissen, ob Ihre Bemühungen erfolgreich waren? Dann nutzen Sie gerne ein sog. **Biofeedback-Gerät**, das Sie bei einem dafür qualifizierten Therapeuten ausleihen bzw. mieten können. Das misst beispielsweise Ihre Atmung, den Hautwiderstand und deren Temperatur, die Spannung Ihrer Muskeln sowie Ihren Puls. Der Vorteil eines solchen Gerätes ist, dass Sie ein besseres Gefühl für Ihr Training entwickeln und die Zusammenhänge zwischen Ihren körperlichen Signalen und Ihren psychischen Zuständen leichter erkennen. Sie werden nach ein paar Tagen das Gerät gar nicht mehr benötigen, denn dann sollten Sie bereits ein Gefühl dafür haben, wie Sie den Vagusnerv selbst steuern können (bzw. seine Wirkung auf den Kreislauf und die Verdauung).

2. Würge-Reflex

Da der Vagusnerv nicht nur links und rechts am Hals entlangläuft, sondern auch mit den Gesichtsnerven verbunden ist, können Sie ihn über den Würge-Reflex sehr gut erreichen. Drücken Sie dafür mit Ihrer Zahnbürste an Ihren Gaumen, links und rechts vom Zäpfchen, doch nicht so weit hinten, dass Ihnen wirklich übel wird. Der Würge-Reiz kommt unmittelbar beim Vagusnerv an bzw. reizt ihn seinerseits und aktiviert ihn.

Am einfachsten ist es, wenn Sie es sich angewöhnen, diese Übung mit dem Zähneputzen zu verbinden und dadurch 1- bis 2-mal am Tag zu machen. Wiederholen Sie das Ganze 2- bis 3-mal. Diese Stimulation wird Ihnen guttun.

3. Lachtraining

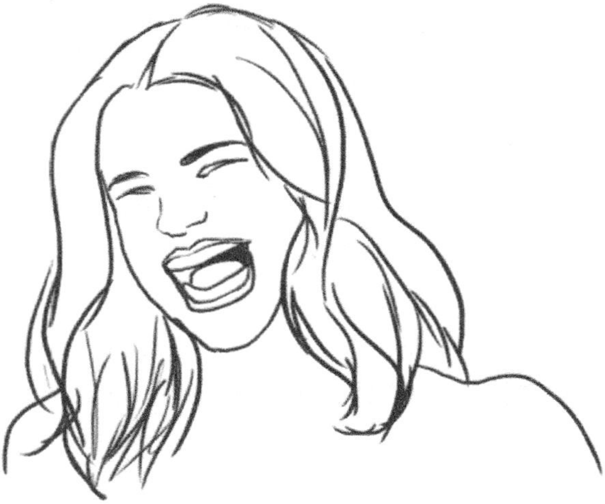

Ja, Sie haben es richtig verstanden: Alles, was Sie in eine fröhliche Stimmung bringt, ist gut für den Vagusnerv. Ob das gleich ein Lachtraining sein muss, oder ob ein Spieleabend, eine Comedy-Sendung oder ein fröhliches Gespräch mit gut gelaunten, zugewandten Menschen dafür ausreicht, kommt sicherlich auf jeden einzelnen von uns an. Es gibt eine eigene wissenschaftliche Richtung, die Gelotologie, die sich mit den Wirkungen des Lachens beschäftigt. Glückshormone werden ausgeschüttet. Muskeln gelockert (oder gestärkt), Emotionsblockaden werden gelöst. Lachen ist Stimmungsaufheller und Sorgenkiller gleichzeitig. Wer aus ganzem Herzen lacht, kann nicht gleichzeitig negative Gefühle haben. Auf lange Sicht geht es tatsächlich um ein Training der Lachmuskeln, denn unser Gehirn kann zwischen spontanem und aufgesetztem Lachen nicht unterscheiden. Beides wirkt gleichermaßen.

Allein auf der körperlichen Ebene passiert ganz viel beim Lachen, da ca. 100 Muskeln daran beteiligt sind. Sie kennen sicherlich den Muskelkater am Bauch nach einem ausgiebigen Lach-Flash als Teenager? Angeblich können wir mit 10 Min. Lachen an die 50 kcal verbrauchen. Also, ran ans Witzebuch! Da wir beim Lachen tief Luft holen, wird unser Körper besser mit Sauerstoff versorgt und der Kreislauf wird angeregt. Dadurch entgiftet Ihr Körper. Die Stresshormone haben Pause, Schmerzen bemerken wir nicht mehr oder deutlich verringert. Stattdessen erleben wir die Wirkung unserer Endorphine wie Serotonin, das beispielsweise die Immunabwehr stärkt, und Oxytocin, das unsere Bindungsfähigkeit fördert. Wie gut das wirkt, können Sie von Eckart von Hirschhausen lernen, der eigens aus diesem Grund die Stiftung HUMOR HILFT HEILEN gegründet hat. Auf seine Initiative hin nehmen zunehmend sog. Klinik-Clowns Kindern die Angst vor einer Operation oder helfen ihnen, lange Phasen schwerer Krankheit besser zu überstehen. Da der Vagusnerv stimuliert wird, ist auch erwiesen, dass durch bewusstes, regelmäßiges Lachen chronische Erkrankungen wie Arthritis oder Asthma sowie chronische Schmerzen zurückgehen. Der hohe Sauerstoffgehalt im Blut fördert zudem Konzentration und Kreativität. Sie werden es am Arbeitsplatz bemerken, denn Sie sind dadurch wesentlich produktiver. Zusätzlich verändert sich Ihr Teamgeist, Ihre Ausstrahlung wird positiver, keiner kommt mehr an Ihnen vorbei!

Ob Sie es Lachtraining oder Lachyoga nennen, es geht immer darum, aus dem Nichts heraus die Lachmuskeln zu aktivieren. Ob wissenschaftlich erwiesen oder eingebunden in eine lange Tradition, wie es dem indischen Arzt Madan Kataria gelungen ist, es geht um die stimmungsaufhellende, heilsame Wirkung vor allem für uns Erwachsene. Denn die Kinder lachen ja ohnehin bis zu 400-mal mehr am Tag als wir! Lachen Sie sich also selbst ein wenig an, es wird Ihnen guttun.

4. Aromatherapie

Gerüche lösen Gefühle aus. Das ist seit langem wissenschaftlich belegt und wird beispielsweise in Lebensmittelgeschäften eingesetzt, um uns zu stärkerem Konsum anzuregen. Richtig eingesetzt können Gerüche daher auch Stress abbauen und Ängste vertreiben.[15] Jeder von uns ist da ein wenig anders geprägt und unterschiedlich sensibel. Doch vielleicht gehören Sie ja zu den Menschen, die mit einem bestimmten Parfum eine geliebte Person verbinden oder mit einem bestimmten Geschmack ein schönes Kindheitserlebnis.

Über unsere Riechschleimhaut in der Nase gelangt der Duft weiter ins Gehirn. Dieser Bereich wird auch Riechhirn genannt. Dort befinden sich gut 1.000 Duftrezeptoren, um den aufgenommenen Geruch in seinen einzelnen Komponenten aufnehmen zu können. Die hieraus entnommenen Informationen werden an die Großhirnrinde, aber auch an das vegetative Nervensystem und das Limbische System weitergeleitet. Dies löst daraufhin bestimmte Hormone aus, weckt Erinnerungen, lässt Gefühle aufkommen und kann immunologische Prozesse in Gang setzen.

Ätherische Öle nun können nicht nur über die Riechschleimhaut in das Riechhirn gelangen, sondern auch über die Nase in den Blutkreislauf eindringen. Da die Öle über die Luft eingeatmet werden, ist der Zugang auch über die Lunge möglich. Die Monoterpene, die in den Ölen enthalten sind, können unsere Zellmembranen durchdringen und ins Blut gelangen. Wenn Sie erkältet sind, haben Sie sicherlich schon öfter Eukalyptus- oder Thymianöl genutzt, die antimikrobiell sind und die Bronchien beruhigen. Als Badezusatz dringen deren Monoterpene durch

15 Vgl. G. Samel; B. Krähmer (2013).

die Haut und werden über die Blutbahn in die Lunge transportiert, wo sie die Bronchien heilen.

Verdauungsbeschwerden lassen sich besonders durch Pfefferminzöl in Kombination mit Kümmelöl lindern. Pfefferminzöl auf die Stirn gerieben vertreibt zudem Kopfschmerzen.

Bei **Schlaflosigkeit und Angstzuständen** hilft Ihnen ein Badezusatz aus je 2 Tropfen Rosenöl, Geraniumöl, Muskatellersalbeiöl und Myrrhenöl. Als Trägersubstanz können Sie Johanniskrautöl verwenden.

Zimtöl wird eine vielfältige Wirkung nachgesagt. So lindert es **arthritische Schmerzen** (1 bis 2 Tropfen in die betroffene Stelle massieren), hilft gegen **Diabetes** (1 bis 2 Tropfen in die Mahlzeit geben) und löst in einem Sitzbad **Harnwegsinfektionen** auf.

Bei **akuten Hitzewallungen** können Sie Nana-Minzöl auf ein Tuch tröpfeln und inhalieren.

Verwenden Sie nur „100 Prozent reines ätherisches Öl", da hier auch viele Präparate vertrieben werden, die keinen Qualitäts- oder Reinheitsstandards entsprechen. Die lateinische Bezeichnung der Pflanze sollte angegeben sein sowie der verwendetet Pflanzenteil. Benutzen Sie nach Möglichkeit „rückstandsfreies" Öl, das „rückstandskontrolliert" ist. Testen Sie anschließend, welche Dosierung und welche Art der Gabe Ihnen am besten bekommt. Sie können damit Massageöle verfeinern, Badezusätze verbessern oder Ihre Duftlampe versorgen. Hier gilt: weniger ist mehr, da hier bereits die kleinsten Moleküle eine große Wirkung zeigen. Der Name „ätherisches" Öl beschreibt seine Wirkungsweise: In dem Moment, in dem es mit Sauerstoff in Berührung kommt, verflüchtigt sich das Öl und es bleibt lediglich der Duft in der Luft zurück. Verschließen Sie daher Ihr Fläschchen immer wieder sorgsam.

5. Autogenes Training

Autogenes Training wurde von dem deutschen Mediziner Johannes Heinrich Schulz entwickelt. Es wirkt wie eine Art Selbsthypnose auf das vegetative Nervensystem und unterstützt damit auch den Vagusnerv. Daher wird es sowohl in der Psychotherapie als auch bei körperlichen Erkrankungen angewendet. Anfangs sollte das Training bis zu 3-mal täglich durchgeführt werden, damit die Verknüpfung von selbstgewählten Wörtern mit deren beruhigender Wirkung möglichst schnell auf der körperlichen Ebene manifestiert werden kann. Das Ziel ist es, innerhalb von wenigen Minuten innerlich auf Entspannung umschalten zu können (trophotrope Reaktion).

In diesem Ratgeber kann ich Ihnen nur die Grundstufe des Autogenen Trainings nahebringen. Doch damit können Sie bereits lernen, unmittelbar vom Wachzustand in den Entspannungszustand zu gelangen. Die Abwechslung von Anspannung und Entspannung, die Sie dadurch aktiv herbeiführen können, wird sich positiv auf Ihr körperliches und seelisches Wohlbefinden auswirken.

Das Besondere am Autogenen Training ist, dass es in Bereiche vordringt, die Sie willentlich nicht erreichen können. Doch durch die Kombination aus Entspannung und Autosuggestion arbeiten Sie mit Ihrem Unterbewusstsein zusammen. So können Sie Verspannungen und Verkrampfungen lösen, psychischen Belastungen entgegenwirken und Schmerzen lindern. Bei folgenden Indikationen wird es besonders erfolgreich angewendet: Ängste und Depressionen, Schlafstörungen, Essstörungen, Erkrankungen des Bewegungsapparates, der Atemwege, des Herzens, Migräne und Kopfschmerzen, Magen-Darm-Beschwerden und -Erkrankungen, Diabetes und Morbus Parkinson. Viele dieser Erkrankungen hängen eng mit dem Vagusnerv zusammen. Möglicherweise liegt daher die Wirksamkeit des Autogenen Trainings auch an der Stimulierung desselben.

Wie gehen Sie nun vor?

Zunächst gibt es zwei Grundhaltungen. Üben Sie am besten zunächst im Liegen. Wenn Sie sich hiermit sicher fühlen, probieren Sie es auch im Sitzen. Das ist schließlich für die schnelle Entspannung unterwegs die bessere Variante.

Legen Sie sich also ausgestreckt auf den Rücken, gerne mit einem Kissen im Nacken und einem unter den Knien. Die Arme ruhen neben dem Körper, die Handflächen zeigen nach unten, die Füße fallen leicht auseinander.

Sitzen Sie möglichst weit vorne auf der Stuhlkante und nehmen Sie die Haltung eines Kutschers ein, indem Sie die Unterarme auf den Oberschenkeln ablegen. Ihre Hände liegen locker zwischen den Oberschenkeln. Beugen Sie dabei den Oberkörper leicht nach vorne und lassen Sie das Kinn zur Brust sinken.

Wollen Sie sich im Büro ein Training gönnen, dann bleiben Sie aufrecht auf der vordersten Stuhlkante sitzen, legen aber die Unterarme auf der Tischplatte ab. So bleiben Sie stabil aufrecht und können die Übung durchführen, ohne großes Aufsehen zu erregen.

Um ein Gefühl für die Wirkung des Autogenen Trainings zu bekommen, konzentrieren Sie sich zunächst nur auf einen Arm. Atmen Sie bewusst und tief in den Bauchraum. Lassen Sie in Gedanken Ihren Atem in den Arm fließen und sagen Sie dazu 5- bis 7-mal den Satz: „Mein Arm ist ganz schwer." Spüren Sie, wie Ihr Arm immer schwerer wird. Weiten Sie diese Übung aus, indem Sie so den ganzen Körper durchgehen und Sie werden merken, wie sich Ihre Muskulatur immer mehr entspannt. Beenden Sie die Übung mit dem Satz: „Danke für die Zeit, willkommen im Jetzt." Bewegen Sie zunächst langsam Ihre Hände und Füße, bevor Sie wieder hochkommen. Nach ein paar Tagen werden Sie erstaunt sein, wie schnell Ihr Körper auf den Satz reagiert. Dann können Sie die Abfolge verkürzen, indem Sie 5- bis 7-mal mit der Formel beginnen: „Beide Arme sind schwer." Der Automatismus ist gestartet.

Sie können dieselbe Übung nun abwandeln. Die Ruhe-Formel lautet: „Ich bin ganz ruhig, mich kann nichts stören." Sie kann einleitend bei jeder Übungssequenz gesprochen oder gedacht werden. Bei der **Wärme-Übung** sagen Sie: „Beide Arme sind ganz warm", und spüren, wie Ihre Arme und schließlich Ihr ganzer Körper wohlig warm werden. Bei der **Herz-Übung** können Sie mit dem Satz: „Mein Herz schlägt ruhig und kräftig" Ihren Puls beruhigen. Bei **Bluthochdruck** hilft dagegen der Satz „Mein Herz schlägt ruhig und regelmäßig." Auch die **Atmung** reagiert mit etwas Übung schnell auf den Satz: „Meine Atmung ist ruhig und gleichmäßig." Ist Ihr **Magen-Darm-Trakt** gerade gestört, so konzentrieren Sie sich mit dem Satz: „Mein Sonnengeflecht ist strömend warm" auf den Bauchraum. Möchten Sie sich **besser konzentrieren**, so wenden Sie den Satz: „Meine Stirn ist angenehm kühl" an oder den Satz: „Mein Kopf ist leicht und frei."

Nehmen Sie sich nicht zu viel vor. Üben Sie zunächst nur eine Variante 1 bis 2 Wochen lang und gehen Sie erst dann zur nächsten über. Doch bald können Sie die Sätze situativ anwenden und werden damit Ihren Alltag um so vieles besser bewältigen können.

6. Fantasiereisen

Fantasiereisen sind eine Art geführter Meditation. Hierbei legen Sie sich bequem hin oder setzen sich mit aufrechtem Oberkörper entspannt hin und gehen in Gedanken auf eine Reise. Das Ziel ist es, die eigene Vorstellungskraft zu nutzen und sich in eine gute Stimmung zu begeben. Hierfür brauchen Sie Ihre ganze Konzentration und Aufmerksamkeit. Das hat zur Folge, dass Sie sich in dieser Zeit keine negativen Gedanken machen können und dadurch Ihre Ängste und Sorgen gerade keinen Platz haben. Da sich sehr vieles in unserem Kopf abspielt, lernen Sie so, Ihre Gedanken und Gefühle zu steuern und somit auch die eigenen Energieströme zu beeinflussen.

Sie können sich für diese Fantasiereisen geführte Meditationen im Internet anhören oder auch in Gedanken dorthin gehen, wo Sie sich am wohlsten fühlen, diesem Gefühl nachspüren und es immer größer werden lassen. Eine solche Fantasiereise möchte ich aber auch hier ausformulieren. Lesen Sie sie zu Beginn ganz durch, suchen Sie sich dann einen ruhigen Ort, an dem Sie es sich bequem machen können, und gehen Sie innerlich auf die Reise. Die Fantasiereise ist bewusst in der Du-Form gehalten, da wir uns dadurch eher angesprochen fühlen und unser Unterbewusstsein besser erreicht werden kann.

Bitte setz dich bequem hin oder lege dich hin. Schließe deine Augen und atme tief in den Bauch ein. Lockere deinen Kiefer und entspanne dein Gesicht. Entspanne auch deine Schultern. Lass sie locker nach unten sinken. Lege deine Hände ab, auf den Bauch oder neben dich. Spüre den Boden unter dir. Fühle, wie er dich trägt. Spüre deinem Atem nach. Wie er wie von selbst durch die Nase bis in den Bauch hineinfließt und auch wieder hin-

ausfließt. Ganz in deinem Rhythmus. Merke, wie sich dein Bauch hebt und senkt. Lass es geschehen. Atme solange aus, bis keine Luft mehr kommt. Fülle deine Lungen wieder mit frischem Sauerstoff. Genieße es. Fülle dich mit neuer Energie. Lass beim Ausatmen alle Sorgen und schweren Gedanken los. Lass den Atem kommen und gehen, spüre ihm nach, gib dich der Bewegung hin und sei ganz im Hier und Jetzt und in deinem Körper.

Begib dich in Gedanken auf ein Segelboot draußen auf dem Meer. Es gleitet dahin, mit sanft geblähten Segeln. Die Sonne lässt die Wellenkronen glitzern. Schäfchenwolken ziehen langsam über den Himmel und werfen kleine Schatten auf die Wasseroberfläche. Du sitzt am Buk und schaust auf das Wasser. Wie es sich bewegt, hin und her, auf und ab. Wie dein Atem. Wie dein Bauch, auf und ab. Das Boot bewegt sich auch und wiegt dich hin und her. Ein leichter Wind kommt auf und streicht dir durch die Haare. Die Sonne wärmt dein Gesicht. Du schließt die Augen, hörst das Schlagen der Wellen. Es ist mal lauter, mal leiser. Mal ein leichtes Klatschen, mal ein Gurgeln. Du riechst den leichten Salzgeschmack des Meerwassers und den Geruch der Algen. Du ziehst die Luft durch die Nase und spürst, wie die Feuchtigkeit in der Luft deine Nasenflügel befeuchtet. Dir wird warm, du fühlst dich wohl. Du bist gelassen und entspannt.

Vor dir taucht eine Insel auf. Heller Sandstrand, kleine Büsche, große, grüne Bäume auf der einen Seite. Felsen und leichte Brandung auf der anderen Seite. Sie zieht dich wie magisch an. Du gehst ans Ruder und steuerst behutsam auf die Insel zu. Sie wird immer größer. Du erkennst immer mehr Details. Bis sich der Rumpf deines Bootes in den Sandboden eingräbt. Da lässt du dich mit bloßen Füßen über die Reling gleiten und läufst an Land. Das Wasser umspielt deine Füße. Das frische Nass benetzt deine Hosenbeine. Es ist kühl, aber noch angenehm. Der Sand gibt leicht unter deinen Füßen nach. Es liegen Muscheln im Sand, deren harte Schalen sich unnachgiebig in deine Sohlen drücken. Der trockene Sand ist heiß von der Sonne. Du läufst rasch in den Schatten und bleibst dort stehen, bis sich dein Atem wieder gelegt hat.

Die Neugierde steigt. Was gibt es nur alles zu entdecken? Schmetterlinge sind zu sehen. Ein Vogel ist zu hören. An einem Baum hängen leuchtend rote Früchte. Du gehst dorthin, ergreifst eine, fühlst die raue Schale und riechst an der Frucht. Du bist glücklich wie ein Kind. Du pflückst die Frucht und beißt hinein. Sie ist so saftig und süß. Ein ungewohntes, herrliches Aroma. Ein wunderbarer Anblick. Der Fruchtsaft läuft über deine Hände und tropft auf den Boden. Du gehst weiter. Ein Strauch ist von Blüten übersäht. Den schaust du dir genauer an. Bienen und Hummel summen und fliegen von einer Blüte zur anderen. Du bleibst stehen, siehst ihnen zu und lauscht dem Surren ihrer Flügel. So emsig sind sie und doch scheint ihre Arbeit so leicht zu sein. Sie machen sich keine Gedanken über das Morgen, denn sie haben jetzt alles, was sie brauchen.

Du gehst weiter in die Insel hinein. Du hörst Kinderlachen. Ein Hund bellt. Rauch zieht dir entgegen. Du erkennst ein Dorf. Dort wird gerade ein Lagerfeuer gemacht. Kinder springen umher und bringen Hölzer und Stöcke. Männer richten das Feuer, Frauen sitzen am Rand und kneten Teig. Eine Frau ruft den Männern etwas zu, diese lachen. Jemand bringt Getränke. Gläser klirren. Der Duft von frischem Brot und von gebratenem Fleisch steigt dir in die Nase. Jemand nimmt eine Gitarre zur Hand und beginnt zu spielen. Einige fangen an zu singen, andere stimmen mit ein. Wieder andere stehen auf und beginnen zu tanzen.

Es ist Abend geworden. Die Luft ist kühler geworden. Die Sonne ist hinter der Insel untergegangen. Die Sterne sind am dunklen Nachthimmel zu sehen. Du legst dich auf ein Stückchen Wiese am Rande des Dorfes und schaust in den Himmel. Du lauschst der Musik, den Stimmen, dem Lachen. Die Grillen zirpen und hin und wieder ist ein Vogel zu hören. Die Grashalme wiegen sich leicht im Wind und kitzeln deine Waden. Du entspannst dich immer mehr. Du bist ruhig und fröhlich zugleich. Die gute Stimmung der anderen macht dich glücklich.

Dann stehst du wieder auf, gehst behutsam zurück zum Strand und besteigst dein Boot. Es bringt dich langsam wieder zu dir nach Hause.

Spüre wieder deinen Atem. Spüre den Boden unter dir, das Bett oder den Stuhl. Bewege langsam deine Füße und deine Hände und komme langsam wieder zurück ins Hier und Jetzt. Atme weiter tief ein. Bewege deine Gesichtsmuskeln und öffne die Augen. Spüre noch ein wenig der Ruhe in dir nach, bevor du dich wieder an die nächste Aufgabe machst.

Das eigentliche Meditieren hat das Ziel, sich innerlich zu entleeren, um frei zu werden für Impulse, die wir für unsere Lebensaufgabe erhalten. Da wir im Allgemeinen zu sehr von unserer Lebensaufgabe abgelenkt sind durch die täglichen Anforderungen und Ablenkungen, die von außen auf uns zukommen, fällt es uns schwer, unsere Gedanken und diese Impulse voneinander zu unterscheiden. Dabei hilft es, täglich in sich zu gehen und loszulassen. Ein Einstieg dafür sind die Fantasiereisen oder geführte Meditationen, die einen gewünschten Zustand herbeiführen sollen (innerer Friede, Loslassen von Ängsten und Sorgen, Harmonie etc.). Je geübter wir sind, desto leichter fällt es uns, die äußeren Eindrücke einfach an uns vorbeiziehen zu lassen und auch unsere Gedanken nur noch wie Vogelgezwitscher oder das Plätschern eines Baches wahrzunehmen, ohne gleich darauf einzugehen und unsere Energie dort hineinzugeben.

An sich stellt das Meditieren für uns alle einen heilsamen Weg zu uns selbst dar. Allerdings sollten Menschen mit psychischen Vorerkrankungen lediglich die geführten Meditationen nutzen. Bei ihnen kann es sein, dass die innere Ruhe Gedanken und Gefühle aufsteigen lässt, die die Psychose hervorgerufen haben, beispielsweise bei einer posttraumatischen Belastungsstörung. Daher ist hier die Fantasiereise in eine wunderschöne, liebevolle, harmonische Umgebung die bessere Wahl. Das reicht bereits, um positives Denken und positive Emotionen zu fördern.

Da das bewusste Entspannen den Vagusnerv unterstützt, indem seine Aufgabe sozusagen übernommen wird, entlastet es diesen. Er kann daraufhin seinen Tonus erhöhen und wieder für die Koordinierung der Abläufe in unserem Bauch sorgen bzw. die notwendigen Informationen ans Gehirn senden. Die Meditation oder Fantasiereise reduziert den Flucht- und Kampfreflex, der den Sympathikus steuert. Sie können das noch steigern, indem Sie währenddessen einen langgezogenen Ton summen, zum Beispiel das klassische OM. Wie bereits unter Teil II 9. Singen, Summen & Co ausgeführt, stimulieren Sie damit Kehlkopf, Stimmbänder und sämtliche Nervenfasern darum herum, die auch zum Vagusnerv gehören. Achten Sie auch auf eine tiefe Bauchatmung. Das Nachspüren des Atmens hilft Ihnen gleichzeitig, die Gedanken fließen zu lassen. Rufen Sie aktiv positive Gefühle hervor. Lächeln Sie, sprechen Sie in Gedanken Worte aus, die Sie in gute Stimmung versetzen, wie die Mantren in Teil II 14.. Zwischendurch mit anderen zusammen zu meditieren kann auch sehr viel Freude bereiten. Treffen Sie sich mit Gleichgesinnten und es wird Ihnen allen leichter fallen, innerlich zur Ruhe zu kommen und ein emotionales Gleichgewicht herzustellen.

Sind Sie unsicher, ob das Meditieren bei Ihnen zur gewünschten Verfassung führt, können Sie ein Headset von der Firma Interaxon nutzen, das Sie nicht nur akustisch durch die Meditation führt, sondern auch Ihre Körperfunktionen währenddessen misst. Wie die Biofeedback-Geräte können hiermit Herzfrequenz und Atmung gemessen, aber auch ein EEG aufgezeichnet werden (Elektroenzephalogramm). Diese Daten unterstützen Sie darin, wieder ein gutes Körpergefühl zu bekommen. Außerdem können Sie damit das Meditieren kontrolliert erlernen.

Meditieren ist zunächst recht ungewohnt. Daher rate ich Ihnen: Schaffen Sie sich die richtige Umgebung, damit es Ihnen leichter fällt. Dazu gehört zunächst der richtige Ort. Sie sollen sich dort wohlfühlen und es sich bequem machen können. Gleichzeitig sollte er so wenig Ablenkung bieten wie möglich, also wenig Nebengeräusche, aber auch keine Anrufe. Schalten Sie nach Möglichkeit das Handy aus. Wenn Sie sich aber über das Handy die geführte Meditation anhören, dann stellen Sie zumindest den Klingelton lautlos.

Die richtige Zeit zu finden gehört auch zur Vorbereitung. Das Ziel sollte sein, ca. 20 Min. für die eigentliche Meditation zu haben. Mit Vorbereitung und anschließender Aktivierung kommt da gerne eine halbe Stunde zusammen. Überlegen Sie sich gleichzeitig, zu welcher Zeit Sie regelmäßig meditieren können. Denn auch hier führt Sie die Regelmäßigkeit am ehesten zum Ziel. Wie bei allem anderen müssen wir uns erst an die

Neuerungen gewöhnen, sie uns zu eigen machen, um schließlich mit ihnen wachsen zu können. Nehmen Sie sich daher vor, 3 bis 4 Wochen durchzuhalten und mindestens 2- bis 3-mal die Woche diese Zeit für sich zu finden, um eine Fantasiereise oder eine anders geartete Meditation durchzuführen. Sie werden schnell merken, dass diese Art der absoluten Entspannung zu mehr Energie führt. Wenn dann auch noch lauter gute Ideen auftauchen, werden Sie anfangen, das Meditieren zu lieben.

7. Massagen und Selbstmassagen

Massagen gibt es vielerlei. Ihre beruhigende Wirkung beruht darauf, dass damit der Parasympathikus stimuliert wird, der seine Aufgabe als Gegenspieler zum Sympathikus dadurch leichter aufnehmen kann. Während der Sympathikus ja für unser sehr aktives Leben verantwortlich ist, agiert der Parasympathikus eher im Hintergrund. Ohne einen guten Ausgleich gibt es keine gute Verdauung, kein starkes Immunsystem und kein harmonisches Gefühlsleben. Daher sind bewusste Auszeiten eine Wohltat für unseren gesamten Organismus, einschließlich Geist und Seele. Es werden weniger Stresshormone, insbesondere Adrenalin, ausgeschüttet und das Acetylcholin kann besser wirken. Das Ziel ist immer, den vagalen Tonus zu aktivieren.

Sie können sich dabei vom Physiotherapeuten unterstützen lassen, der spezielle Massagen für den oberen Bauchbereich anwenden kann. Das zielt einerseits auf das emotionale Gleichgewicht und die Reduktion von Angst, andererseits aber auch auf die Verdauung insbesondere gegen Verstopfung.

Massagen sind bisher eher für Verspannungen der Muskulatur bekannt, doch können damit auch die Nerven massiert werden, die entlang der Muskulatur verlaufen. Da der Vagusnerv am Hals entlang der Halsschlagader verläuft, kann er auch hier massiert werden. Von hier aus können beispielsweise Verdauungsprobleme oder Migräne, aber auch Herzrhythmusstörungen behoben werden. Fühlen Sie dafür Ihre Halsschlagader und massieren Sie Ihren Hals zwischen den Ohren, der Wirbelsäule, dem Nacken und der Speiseröhre durch sanftes Ausstreichen. Achten Sie dabei bitte darauf, keinen Druck auf die Halsschlagader selbst auszuüben, denn dies kann dazu führen, dass der Blutdruck abfällt und Ihnen schwindelig wird. Sie können dafür auch den Muskelstrang, der hinter dem Ohr ansetzt und nach vorne zum Schlüsselbein verläuft, mit Daumen und gebeugtem Zeigefinger aufnehmen und unter leichtem Druck von oben nach unten kneten.

Auch die **Nackenmassage** können Sie problemlos selbst durchführen. Sie ist besonders beliebt bei uns sog. Schreibtischtätern. Durch das lange unbewegte Sitzen in immer derselben Haltung verkürzen und verspannen sich unsere Muskeln. Setzen Sie sich also locker auf Ihren Stuhl, lassen Sie Ihren Kopf leicht auf die Brust sinken und beginnen Sie, Ihren Nacken von den Schultern bis zum Ohransatz sanft zu kneten. Machen Sie so lange weiter, bis es unangenehm wird. Schütteln Sie nun Ihre Hände leicht aus und dehnen Sie Ihre Nackenmuskulatur leicht in alle Richtungen, indem Sie den Kopf kreisen lassen.

Beginnen Sie die **Bauchmassage** mit kreisenden Bewegungen um den Nabel herum. Um den Darm dabei gut zu stimulieren, sollten Sie sich im Uhrzeigersinn weiterbewegen. Setzen Sie das Ganze auf dem Oberbauch fort. Ihre Verdauungsbeschwerden, Krämpfe, Blähungen und Ähnliches werden sich verabschieden.

Bei einem unruhigen Vagusnerv ist es ebenfalls gut, die geschlossenen Augen mit leichtem Druck zuzuhalten oder den Bauch im Liegen mit einem schweren Buch zur Ruhe zu bringen.

Massieren Sie Ihr **Gesicht** mit einem leichten, angenehm duftenden Öl. Das wird Ihnen besonders bei Kopfschmerzen sehr wohltun. Legen Sie sich, wenn Sie mögen, dazu hin. Massieren Sie Ihre Stirn mit kreisenden Bewegungen. Wandern Sie über die Nasenwurzel zur Nase hinab und wieder zu den Augenbrauen zurück. Üben Sie etwas mehr Druck auf dem Punkt zwischen den Augenbrauen aus. Kreisen und klopfen Sie hier. Wenden Sie sich nun den Wangenknochen und den Bereichen über den Nebenhöhlen zu. Spüren Sie anschließend den Bewegungen noch ein wenig nach.

Wissen Sie bereits, wie sensibel unsere **Fußsohlen** sind? Massieren Sie sich Ihre Füße (oder lassen Sie sie professionell massieren), so wirkt dies indirekt auf Ihren Vagusnerv, denn die Fußsohlen stehen in enger Verbindung mit unserem Kreislauf. So können Sie mit der Fußreflex-Massage die Herzfrequenz und den Blutdruck senken und somit das Risiko einer Herzerkrankung reduzieren. Da dies zum Aufgabenbereich des Vagusnervs gehört, entlasten Sie ihn quasi, indem Sie selbst Hand an Ihre Füße legen. Streichen Sie beispielsweise den Fuß mit sanftem Druck aus. Wechseln Sie mit kreisenden Bewegungen ab. Fühlen Sie hin, was Ihnen gerade guttut. Allein indem Sie die Fußmuskulatur stärken, beugen Sie Haltungsschäden und Verspannungen vor. Auch das Barfußlaufen hat sehr positive Auswirkungen auf die Aktivierung des Vagusnervs. Sie werden es merken, denn mit der Zeit werden Sie keine kalten Füße mehr haben. Die Durchblutung ist dann so aktiviert, dass Sie gar keine Schuhe mehr anziehen möchten.

Sehr angenehm ist es auch, sich die **Hände** zu massieren, also mit der linken die rechte und umgekehrt. Nehmen Sie auch hierfür Öl, das sich gut anfühlt und einen schönen Duft hat. Beginnen Sie mit kreisenden Bewegungen im Handteller und gehen Sie von hier aus jeden einzelnen Finger bis zur Fingerspitze durch. Genießen Sie diese unkomplizierte Art der Selbstfürsorge.

8. Akupunktur

In der traditionellen chinesischen Medizin (TCM) werden spezielle Nadeln je nach Beschwerde an bestimmten Punkten am Körper angesetzt. Vor allem bei chronischen Schmerzen, aber auch bei vielen anderen Erkrankungen können die Akupunkturnadeln wahre Wunder bewirken. Dem liegt die Vorstellung zugrunde, dass in unserem Körper entlang bestimmter Bahnen Energie fließt. Hier können jedoch Störungen auftreten, die sich in körperlichen Symptomen zeigen. Die Nadeln können somit das nötige Gleichgewicht wieder herstellen bzw. die Selbstheilungskräfte aktivieren. Wenn hierfür auch die wissenschaftliche Erklärung noch fehlt, so spricht doch die Wirkung der Akupunktur für sich, weshalb inzwischen in einigen Fällen die Behandlung mit Akupunktur in Deutschland auch von der gesetzlichen Krankenkasse übernommen wird. Sie ist schmerzarm, frei von Nebenwirkungen und trotzdem vielfältig wirksam und wird oft begleitend zu einer schulmedizinischen, medikamentösen Therapie durchgeführt oder dann, wenn Sie Medikamente wie Psychopharmaka absetzen möchten. In unserem Fall können Sie sie getrost mit den anderen hier vorgestellten Möglichkeiten des Ausgleichs und der Stimulierung kombinieren.

Für den Vagusnerv kommt vor allem die **Akupunktur am Ohr** in Frage, da hier gleich drei Nervenstränge mit dem Gehirn miteinander verbunden sind: neben dem Vagusnerv der Plexus cervicalis superficialis (ein Nervenfasergeflecht, das die Rückenmarksnerven mit dem Gehirn verbindet) und der Trigeminusnerv (der fünfte Hirnnerv, der unser Gesicht überspannt und aktiviert). Wie bei der Hand- oder Fußakupunktur geht die TCM davon aus, dass sich der gesamte Körper über bestimmte Punkte am Ohr stimulieren lässt. Da gleichzeitig das Ohr so nahe beim Hirn liegt, ist die Wahrscheinlichkeit sehr hoch, dass keine Störung in der Übermittlung der Signale zum Gehirn vorliegt. Das Ohr eignet sich also ideal dazu, möglicherweise gestörte Energiebahnen vom Gehirn in den Körper wieder freizulegen. Interessant ist dabei, dass der Patient leichte Schmerzen empfindet, wenn der Akupunkteur den richtigen Punkt erwischt hat. Er kann also mithilfe der Reaktionen Funktionsstörungen im Körper aufspüren.

9. Singen, Summen & Co.

Der Vagusnerv läuft entlang unserer Ohren den Hals hinab, passiert dabei unsere Stimmbänder und innerviert den Kehlkopf. Wenn Sie also gerne singen, dann aktivieren Sie ebenfalls unbewusst Ihren Vagusnerv. Im Zusammenspiel mit den weiteren Gesichtsnerven können Sie auch durch Summen, Schnurren und Gurgeln den Vagusnerv stimulieren.

Musizieren hebt ja bekanntlich die Stimmung, es wird dabei Oxytocin ausgeschüttet. Warum also nicht aktiv damit umgehen? Läuft Ihr Lieblingssong im Radio? Bitte mitsingen. Vielleicht gleich mal die Hüften dazu schwingen. Okay, summen reicht auch, falls Sie sich noch ein wenig dabei genieren. Aber vielleicht machen die anderen ja mit? Und dann haben Sie ihnen auch gleich etwas Gutes getan. Legen Sie beim Summen die Lippen nur leicht aufeinander. Wenn es anfängt zu kribbeln, dann ist es richtig. Gut für die Nerven und gut für die Laune.

Beim Schnurren oder beim Singen der Vokale A, O und U werden Sie spüren, wie Ihr Brustkorb vibriert. Damit erweitern Sie die Wirkung noch mehr, denn der Vagusnerv verläuft ja bis in den Unterbauch. Je mehr Sie quasi von ihm erwischen, desto besser geht es Ihnen.

Allein das Gurgeln mit klarem Wasser mindert Stress, aktiviert den Vagusnerv und stärkt die Variabilität Ihrer Herzfrequenz.

10. Yoga

Praktizieren Sie bereits Yoga? Aber Sie kennen es sicherlich als eine Lebensform, die Bewegung, Meditation und bewusstes Atmen miteinander verbindet. Das Ziel vom Yoga ist es, neben einem harmonischen Körpergefühl auch eine bessere Balance zwischen Geist und Körper zu erlangen, die uns in unserer hektischen westlichen Welt abhandengekommen ist. Auf der körperlichen Ebene geht es zunächst um mehr Beweglichkeit und mehr Kraft. Das stärkt den Stoffwechsel und fördert das Körperbewusstsein. Zusätzlich regt es den Kreislauf an. Auf lange Sicht ist es jedoch nicht nur eine Art Gymnastik, sondern eine Lebensform, die zum wahren Selbst führen kann, wenn Sie das möchten. Der Ablauf einer Yoga-Stunde beinhaltet diverse Haltungen, sog. Asanas, die nacheinander eingenommen werden. Dabei wird im selben Rhythmus ein- und ausgeatmet. Für den Vagusnerv sind die folgenden 5 Positionen besonders hilfreich. Dafür sollen vor allem die Nackenmuskulatur entspannt, aber auch die Brust und das Zwerchfell geweitet werden. Idealerweise machen Sie diese Übungen täglich, damit die kontinuierliche Aktivierung des Vagusnervs gewährleistet ist und sich Ihr gesamter Organismus an den neuen Zustand gewöhnen kann.

Es ist belegt, dass mithilfe von Yoga-Übungen die Ausschüttung des Neurotransmitters GABA (Gaba-Amino-Buttersäure oder y-Aminobuttersäure) erhöht werden kann. Dieser ist vor allem für einen gesunden Schlaf verantwortlich. Er wirkt zum einen beruhigend, was bei Angst und Stress bzw. bei Depressionen sehr hilfreich ist. Zum anderen fördert er den Fettstoffwechsel, der im Schlaf stattfindet.

Die Figur der ***Ustrasana*** (das Kamel) entsteht, indem Sie auf einer Matte knien und sich mit dem Oberkörper nach hinten beugen, sodass die Hände die Fersen erreichen. Achten Sie darauf, dass die Beine hüftbreit sind und die Oberschenkel im rechten Winkel zum Boden ausgerichtet sind. Dabei sind die Füße gestreckt, die Fußrücken liegen auf der Matte auf. Die Arme hängen locker, die Schultern bewegen sich beim Atmen nicht. Spannen Sie den Beckenboden und die Bauchmuskeln an und lehnen Sie sich langsam, Wirbel für Wirbel, nach hinten. Lassen Sie den Kopf dabei nicht fallen, sondern halten Sie ihn leicht. Die Hände legen sich auf die Fersen. Bleiben Sie 2 bis 3 Atemzüge lang in dieser Position. Genießen Sie die Spannung im Körper und die gleichzeitige Dehnung. Kommen Sie schließlich mithilfe Ihrer Bauchmuskeln Wirbel für Wirbel wieder nach oben.

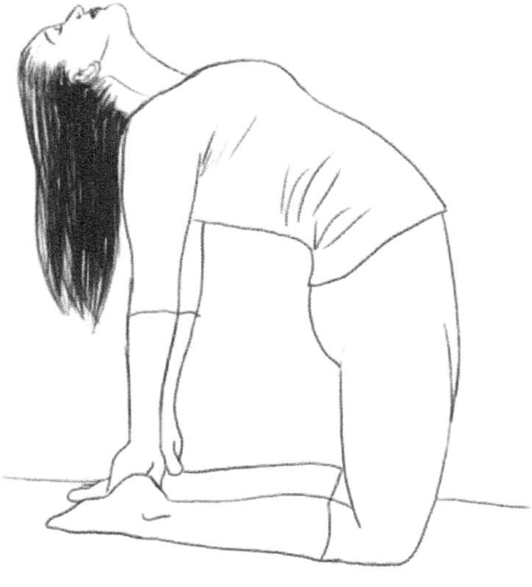

Abbildung 4: Ustrasana

Die Haltung ***Matsyasana*** (oder Fisch) stimuliert ebenfalls die tiefe Atmung und hilft damit gegen Müdigkeit. Dafür legen Sie sich zunächst flach auf den Rücken, strecken Sie die Beine lang aus. Beim Einatmen schieben Sie die Hände mit den Handflächen nach unten unter das Gesäß. Heben Sie jetzt den Oberkörper an, sodass Sie sich auf die Ellenbogen aufstützen. Legen Sie anschließend Ihren Kopf mit der Schädeldecke zurück auf die Matte. Aber Achtung: Ihr Schädel darf nicht Ihr Körpergewicht tragen. Ziehen Sie jetzt die Ellenbogen und die Schulterblätter näher zusammen und heben Sie Ihre Brust. Jetzt sind Sie in der richtigen Position, die Sie für 2 bis 3 Atemzüge halten sollten. So dehnen Sie besonders Ihr Zwerchfell – Ihr Vagusnerv wird es Ihnen danken.

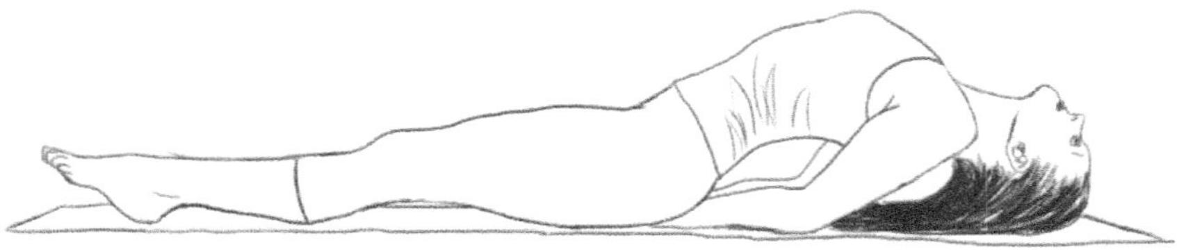

Abbildung 5: Matsyasana

Die **Kerze bzw. den Schulterstand** (*Sarvangasana*) kennen Sie sicherlich noch aus dem Turnunterricht. Legen Sie sich auch dafür zunächst flach auf den Rücken und heben Sie beim Ausatmen die Beine über das Becken hoch in die Luft. Stützen Sie das Becken mit den Händen. Ihr Körpergewicht ruht dabei auf den Oberarmen und Ellenbogen. Aktivieren Sie jetzt Ihre Bauchmuskeln und schieben Sie das Becken so weit nach vorne, dass Rücken und Beine eine gerade Linie bilden. Die Dehnung, die Sie jetzt im Nacken spüren, entspannt dort Ihre Muskulatur. Gleichzeitig wird Ihr Lymphsystem aktiviert.

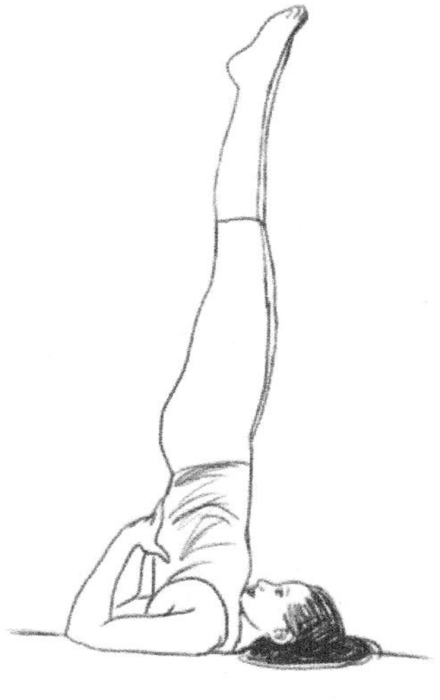

Abbildung 6: Sarvangasana

Die ***Halasana*** gilt als Erweiterung des Schulterstands und heißt zu Deutsch Pflug. Dafür lassen Sie die Beine aus dem Schulterstand heraus gestreckt über den Kopf nach vorne sinken, bis die Zehen den Boden berühren. Anschließend strecken Sie die Arme nach hinten aus und verschränken die Hände miteinander. Jetzt wird der untere Rücken gedehnt, der Nacken aber bleibt entspannt. Achten Sie weiterhin auf eine ruhige Atmung. Nach 2 bis 4 Atemzügen heben Sie die Beine wieder und rollen Sie den Rücken Wirbel für Wirbel in den Schulterstand und zurück in die Liegeposition.

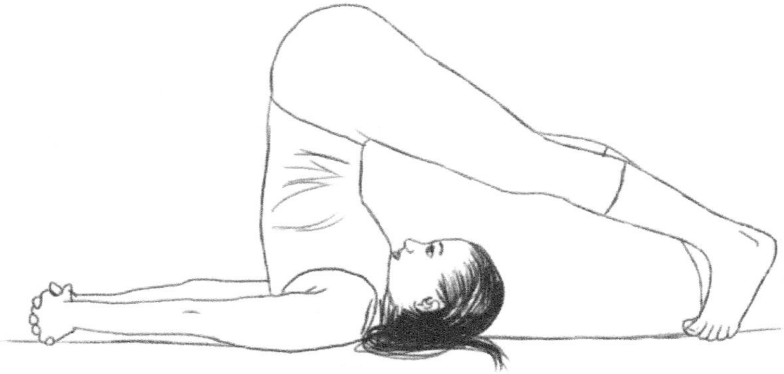

Abbildung 7: Halasana

Die letztes **Asana**, die ich Ihnen vorstellen möchte, können Sie auch immer als Abschluss Ihrer Yoga-Sitzung einnehmen, denn sie ist besonders leicht und entspannend. Es handelt sich um die *Balasana* oder auch Haltung des Kindes: Knien Sie sich dafür auf Ihre Matte und setzen Sie sich zurück auf Ihre Fersen. Strecken Sie Ihre Füße nach hinten aus und beugen Sie Ihren Oberkörper langsam nach vorne, bis Ihre Stirn die Matte berührt. Lassen Sie Ihre Arme ruhig neben Ihrem Körper liegen oder strecken Sie sie wahlweise nach vorne aus. Achten Sie darauf, dass kein Gewicht auf Ihrer Stirn lastet. Atmen Sie ruhig ein und aus und lassen Sie immer mehr locker. Genießen Sie die Ruhe.

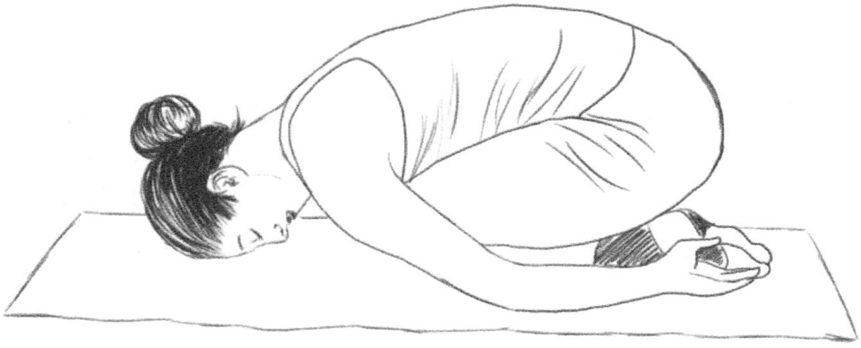

Abbildung 8: Balasana

11. Tai-Chi

Diese chinesische Kampfkunst bzw. Kampfsportart wird in unseren Breitengraden vor allem aus gesundheitlichen Aspekten ausgeübt. Sie können Tai-Chi bzw. korrekterweise Tai-Chi-Chuan [Taijiquan] auch als Selbstverteidigung ansehen und zur Steigerung Ihres Selbstvertrauens einsetzen. In China ist Tai-Chi aufgrund seiner heilenden Wirkung beliebt und gilt als Teil der traditionellen chinesischen Medizin (TCM).

Tai-Chi ist in China sehr verbreitet, wie man jeden Morgen an den vielen Menschen erkennen kann, die sich in den öffentlichen Parks treffen und sich zusammen den fließenden Bewegungen hingeben. Die Übungen erfordern ein starkes Körperbewusstsein und fördern insbesondere den Halteapparat (Muskeln, Gelenke, Bänder und Sehnen).[16] Die Kombination aus Beweglichkeit, Kraft und Ausdauer macht das Tai-Chi besonders für Menschen interessant, die an mehreren Erkrankungen gleichzeitig leiden, wie beispielsweise Arthrose, Depression, chronischen Schmerzen. Aber auch bei Schlaganfallpatienten oder bei Angststörungen wurde die heilende Wirkung des Tai-Chi bereits wissenschaftlich belegt.[17] Täglich 15 Min. Tai-Chi und Sie werden merken, wie Sie sich aufrichten und gleichzeitig beweglicher werden. Ihr Gleichgewichtssinn wird trainiert, was zu weniger Unfällen bzw. Stürzen führt. Dass auch der Vagusnerv positiv stimuliert wird, zeigen Untersuchungen mit Patienten mit zu hohem Blutdruck, erhöhten Cholesterinwerten und Depressionen bzw. Burn-out. In jedem Fall verbesserte sich ihr Zustand über einen Zeitraum von bis zu drei Monaten.

---

16 Vgl. R. Lomas-Vega, E. Obrero-Gaitán, F.J. Molina-Ortega et al. (2017).

17 Vgl. W. Mastnak (2018).

Durch die langsamen Bewegungen kann jeder sofort mit Tai-Chi beginnen. Die Verletzungsgefahr ist äußerst gering. Allerdings ist die korrekte Durchführung elementar. Besonders die Knie können unter einer falschen Beanspruchung leiden. Da alle Formen im Stehen ausgeübt werden, ist auch keine besondere Ausstattung notwendig. Es wird lediglich geraten, bequeme Kleidung zu tragen und, wenn möglich, auf Schuhe zu verzichten. Achten Sie bei den Übungen immer darauf, was Ihnen guttut. Welche Signale sendet Ihnen Ihr Körper? Manchmal ist es gut, etwas in den Schmerz hineinzugehen, doch übertreiben Sie es nicht.

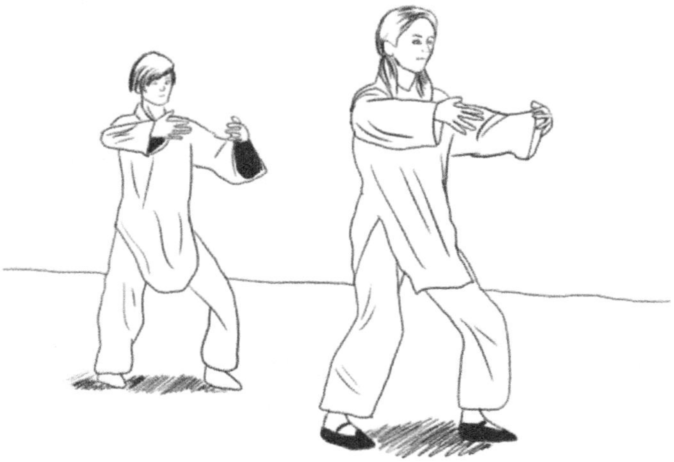

Abbildung 9: Tai-Chi-Chuan-Praktizierende

Menschen mit Nacken-, Rücken- oder Schulterschmerzen, mit Haltungsproblemen, mit Bluthochdruck, Tinnitus oder Asthma helfen die Übungen, wenn sie regelmäßig durchgeführt werden. Da sich viele Übungen auf die Rumpfmuskulatur konzentrieren, entlasten diese langfristig die Wirbelsäule. Dass all dies auch das Nervensystem stärkt und sich positiv auf das Immunsystem auswirkt, liegt unweigerlich an der

Struktur unseres Nervensystems. Je besser es unserem Organismus geht, desto besser geht es uns auch nervlich – inklusive des Vagusnervs.

Auch Menschen, die ein sehr hohes Stresslevel haben, profitieren davon, da diese Übungen nicht auf Wettbewerb oder Leistung ausgerichtet sind, sondern als Entwicklungsprozess verstanden werden, Psyche und Körper wieder enger miteinander zu verbinden. Die Übungen sollen helfen, das Chi oder Qi (TCM) – die allumfassende Energie oder Lebensenergie – frei durch unseren Körper fließen zu lassen. Das Ziel ist es, innere Harmonie zu erlangen und sich mit allem verbunden zu fühlen. Daher die fließenden Bewegungen und die wichtige Rolle des Atems auch im Tai-Chi. Dadurch wird der Verstand ausgeschaltet und Sie kommen immer mehr im Hier und Jetzt an.

Gerade die langsamen, weichen Formen haben sich bei uns etabliert, das sog. Yang-Tai-Chi, die beinahe in Zeitlupe durchgeführt werden. Doch gibt es ähnlich wie im Yoga viele unterschiedliche Stilrichtungen, die sich über die Zeit entwickelt haben. Für unsere heutigen Ansprüche sind die normalerweise gut anderthalb Stunden dauernden Sequenzen oft auf 15 bis 20 Min. reduziert worden. Auch sie sind – bei regelmäßiger Durchführung – sehr wirkungsvoll und empfehlenswert.

12. Bewegung

Bewegung, Bewegung, Bewegung! Je mehr wir sitzen, desto mehr sollten wir uns bewegen. Zunächst ganz einfach so viel Bewegung in den Alltag integrieren wie möglich. Dann aber auch mal so richtig auspowern. An die eigenen körperlichen Grenzen gehen. Danach ist das Entspannen noch einmal viel leichter. Sie denken, Sie haben dazu keine Möglichkeiten? Keine Zeit und kein Geld? Dann machen Sie einfach zu Hause Übungen mit dem eigenen Körpergewicht. Dafür reichen Liegestütze und Hampelmänner bereits aus. Ergänzen Sie das mit Kniebeugen und anderen Übungen, die Sie noch so kennen – und schon fühlen Sie sich beweglicher und kräftiger. Sie werden es merken, dass Sie nach ein paar Tagen sogar Lust darauf bekommen, auch wenn Sie bisher dachten, dass Sie ein Sportmuffel sind. Denn unser Körper ist noch immer (tatsächlich!) für das Leben als Neandertaler konditioniert. Aus dieser Sicht sollte es für uns eine Selbstverständlichkeit sein, 20 km am Tag zu laufen. Und was wir theoretisch können, können wir (irgendwann auch wieder) ganz praktisch.

Machen Sie täglich eine kleine Trainingseinheit. Mit Pausen dazwischen, um wieder zu Atem zu kommen. Legen Sie vorher fest, wie lange es dauern soll, und steigern Sie die Spanne kontinuierlich. Für die Stimulierung des Vagusnervs empfehle ich Ihnen gleichmäßige Ausdauersportarten wie Fahrrad fahren, Joggen, Schwimmen (im kalten Wasser), aber auch leichtes Hanteltraining oder Pilates. Denken Sie daran, es geht nicht darum, Turniere zu meistern, denn dafür müssten Sie den Sympathikus zu Ihrem Freund machen, sondern Ihre Kraft und Ihre Beweglichkeit zu stärken, damit der Tonus des Vagusnervs ausreichend aktiviert bleibt.

Legen Sie sich nach dem Training hin, schließen Sie die Augen und spüren Sie in Ihren Körper hinein. Fühlen Sie Ihre Muskeln? Fühlen Sie, an welchen Stellen Ihr Körper die Liegefläche berührt? Hören Sie Ihrem Herzen zu. Laden Sie Ihre Seele ein, in jeder Zelle Ihres Körpers einzukehren. Sie werden merken, wie ein leichtes Kribbeln Ihren ganzen Körper durchzieht. Genießen Sie diesen magischen Moment.

13. Kälte als Heilmittel

Jeder von uns weiß, dass Kälte unseren Kreislauf stimuliert und unser Immunsystem aktiviert. Im Gegenzug setzt sie die Aktivität des Sympathikus herab. Bei Kälte sind wir schwerer in den Flucht- und Kampfmodus zu versetzen. Gleichzeitig steigt der Tonus des Vagusnervs. Dafür empfehle ich Ihnen grundsätzlich zu eher kühlerer Bekleidung, auch wenn Sie draußen unterwegs sind. Sie können Ihre Empfindsamkeit gegenüber Kälte auch senken, wenn Sie nach dem Duschen für kurze Zeit kalt duschen oder regelrechte Wechselduschen nehmen. Im Endeffekt geht es darum, den Vagusnerv zu trainieren und von den positiven Wirkungen zu profitieren.

Daher darf auch das **kalte Duschen** in dieser Liste nicht fehlen. Fangen Sie langsam an und gewöhnen Sie Ihren Körper daran. Trauen Sie sich jeden Tag ein bisschen mehr und ein bisschen länger – bis Sie am Kopf angekommen sind. Wim Hof hat in den letzten Jahren sogar das Eisbaden in Mode gebracht. Doch reicht das kalte Duschen zunächst tatsächlich aus. Ihr Ziel sollte es dabei sein, 7 bis 10 Min. bei ca. 12 °C auszuhalten. Was Ihnen jetzt vielleicht noch unmöglich erscheint, praktizieren viele Menschen bereits mit vollster Überzeugung, denn erstens ist es tatsächlich machbar und zweitens ist die Wirkung auf den gesamten Organismus derart phänomenal, dass sie es nicht mehr missen möchten. Auf diesen Stimulus von außen reagiert der Stoffwechsel nämlich mit erhöhter Wärmeproduktion, die noch lange anhält. Evolutionsgeschichtlich betrachtet ist der Mensch lange Zeit mit Kälte sehr gut zurechtgekommen, weil unser Organismus damit umgehen kann. Allerdings haben wir als Zeichen von Wohlergehen das Heizen und die warme Kleidung entwickelt, die sämtliche Kältereize von außen unterbinden sollen. Heute wissen wir, dass wir diese Kältereize brauchen – so wie die ausreichende Bewegung und die frische Nahrung – um gesund zu bleiben.

Neben der Stimulierung des Parasympathikus möchte ich noch kurz weitere Vorteile des kalten Duschens aufzählen: Je mehr Wärme unser Körper produziert, desto mehr Fett baut er ab. Sie können also dadurch den Stoffwechsel anregen. Das wirkt sich auch positiv auf die Schilddrüse aus. Sie können also leichter abnehmen Die Durchblutung wird gefördert, was besonders Menschen mit niedrigem Blutdruck hilft. Entzündungen werden gehemmt. Das merken gerade die Menschen mit chronischen Entzündungen wie Rheuma. Gleichzeitig sinkt die Schmerzempfindsamkeit – ideal für Menschen mit chronischen Schmerzen. Das Selbstbewusstsein steigt aufgrund der täglichen Challenge. Die Wirkung einer kalten Dusche kann mit der von Ausdauersport gleichgesetzt werden. Probieren Sie es einfach aus. Allerdings sollten Sie nicht kalt duschen, wenn Sie akut erkältet sind oder Fieber haben. Auch bei einer Nebennierenerschöpfung, bei einer ausgewiesenen Immunschwäche und bei Morbus Basedow wird von diesem Kältereiz explizit abgeraten.

Wie gesagt, gehen Sie behutsam vor: Halten Sie als erstes Ihr Gesicht unter eiskaltes Wasser. Wiederholen Sie das so oft, bis Sie es als erfrischend empfinden. Anschließend üben Sie unter der Dusche. Nachdem Sie wie gewohnt geduscht haben, senken Sie die Temperatur ab. Tatsächlich löst der Kältereiz Schmerzen aus, die jedoch nach 10 bis 20 Sek. wieder aufhören. Dann startet die körpereigene Wärmeproduktion. Das bedeutet, wenn Sie diese paar Sekunden ausgehalten haben, werden Sie die wunderbare Wirkung der stärkeren Durchblutung spüren, beispielsweise durch einen klaren Kopf. Machen Sie das nun täglich und steigern Sie die kalte Phase, bis Sie sie etwa 1 Min. gut aushalten können. Jetzt können Sie mit der echten kalten Dusche beginnen. Starten Sie also sofort mit dem kalten Wasser (so kalt, wie es Ihr Leitungswasser zulässt). Sie erleben einen echten Kälteschock! Bleiben Sie dran! Atmen Sie tief durch und konzentrieren Sie sich auf Ihr Ziel. Geben Sie Ihrem Körper die

Chance, die Durchblutung anzukurbeln, damit Ihnen von innen heraus warm wird. Sie werden merken, wie schnell Ihnen die Kälte nichts mehr ausmacht. Steigern Sie ab jetzt die Zeit unter dem kalten Wasser täglich ein bisschen. Fortgeschrittene gehen anschließend in die kalte Badewanne. Auch sie starten langsam mit 2 bis 3 Min. und steigern die Dauer auf etwa 20 Min. Der Profi schließlich legt sich in ein Eisbad. Hierzu können Sie eine Kühltruhe umfunktionieren oder die Temperatur Ihres Badewassers mithilfe von Eiswürfeln auf ca. 4 °C absenken. Wenn Sie einen Eukalyptus-Badezusatz verwenden, wird auch dieser Gang leichter werden. 5 bis 10 Min. wären das Ziel dieser Challenge. Im Winter (bei ca. 5 °C Außentemperatur) macht dann auch das Eisbaden im Freien richtig Spaß. Adrenalin pur! Und Sie müssen sich um Ihren Vagusnerv keine Sorgen mehr machen.

14. und so weiter!

Der Vagusnerv ist so verästelt, dass er über vielerlei Möglichkeiten erreicht und stimuliert werden kann. Wenn er aber stimuliert ist, dann hilft er uns, Stress abzubauen. Wir dürfen also aktiv werden, um uns zu entspannen. Aktiv entspannen sozusagen.

Eine schöne Übung ist zum Beispiel, **sich vor ein Fenster zu stellen und die Augen zu schließen**. Jetzt schauen Sie von innen gegen Ihre Augenlider. Was sehen Sie? Je länger Sie die Farben und Punkte fixieren, desto ruhiger werden Sie innerlich.

Versuchen Sie es einfach einmal mit **Ohrenwackeln**. Das geht tatsächlich. Aktivieren Sie dabei Ihre Gesichtsmuskulatur. Üben Sie vor den Spiegel. Sie werden merken, das macht nicht nur Spaß, sondern es bringt Sie auch auf ganz andere Gedanken.

Kommen Sie aus Ihrem Gedankenkarussell nicht heraus und fühlen Sie sich dadurch in einer besorgten oder wütenden Stimmung? Dann hilft Ihnen sicherlich ein **selbst gewähltes Mantra**. Ein Mantra wirkt durch den Klang und durch die positive Bedeutung. Es besteht nur aus einem einzigen Wort, das Sie innerlich für 15 bis 20 Min. wiederholen. Stellen Sie sich dafür gerne am Anfang den Wecker, denn in der Stille verlieren wir schnell unser Zeitgefühl. Setzen Sie sich nun aufrecht hin wie zu einer Meditation. Schließen Sie die Augen und wiederholen Sie Ihr Wort. Welches kann das sein? Eines, das Sie in eine positive Stimmung versetzt, in den Zustand, in dem Sie jetzt gerne wären. Beispielsweise Glück, Liebe, Frieden, Ruhe, Harmonie, Freude, reich, frei, froh, gelassen. Vielleicht fällt Ihnen noch ein passenderes ein?

Sie sind angespannt? Dann **schütteln Sie sich frei**! So einfach, so wirksam. Stellen Sie sich breitbeinig hin, sodass Sie einen festen Stand haben und fangen Sie mit den Händen an. Langsam kommen die Arme dazu. Dann der eine Fuß und der andere. Bis Sie schließlich den gesamten Körper in Schwingung gebracht haben. Nur mit dem Kopf sollten Sie vorsichtig sein, da ruckartige Bewegungen am Hals zu Verletzungen führen können.

TEIL III – Übungen bei diversen Beschwerden

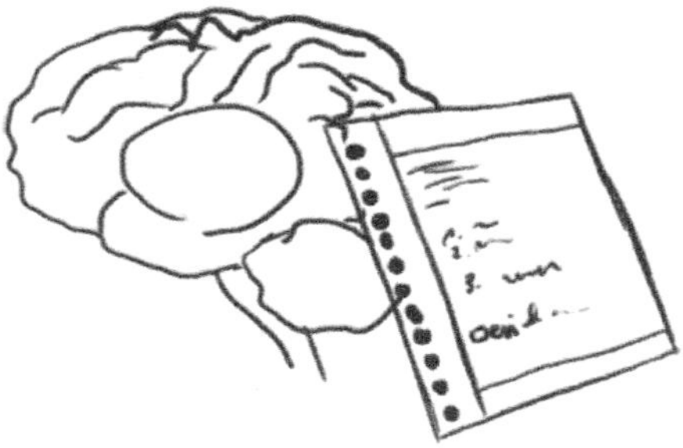

Die Übungen aus Teil II waren allgemeiner Natur, die unabhängig von Ihrer Konstitution Ihr Wohlbefinden steigern können. Im Folgenden aber geht es um gezielte Übungen bei bestimmten Beschwerden, die Ihren Alltag belasten, bis hin zu leichten Erkrankungen. Bitte bedenken Sie auch hier, dass diese Übungen den Besuch beim Arzt nicht ersetzen können, wenn sich durch die Übungen keine Besserung einstellt. Idealerweise sollten Sie hier zweigleisig fahren und sich zusätzlich zu diesem Ratgeber individuellen fachkundigen Rat einholen.

1. Konzentrationsstörungen

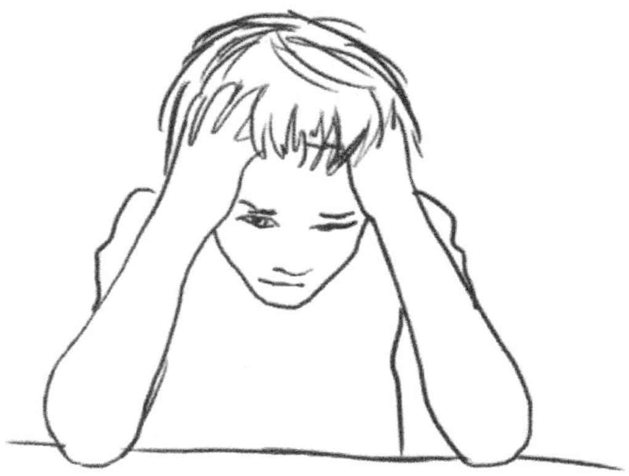

Sie sind leicht abgelenkt? Sie können sich nur schwer entscheiden? Pläne und Ziele sind für Sie ein Gräuel? Im sozialen Miteinander fühlen Sie sich schnell überfordert? Für Ihre Aufgaben brauchen Sie lange, weil Sie ständig an etwas anderes denken oder andere Dinge tun? Dann leiden Sie vielleicht unter einer Konzentrationsstörung. Diese kann vielerlei Ursachen haben. So sind belastende Situationen wie Trauer oder Konflikte in der Beziehung oder auf der Arbeit oftmals dafür verantwortlich. Zudem sind sie symptomatisch für verschiedene Erkrankungen. Hierzu zählen Mangelernährung, Alzheimer, Schilddrüsenunterfunktion, Schlafstörungen, Stress und Depressionen. Lassen Sie sich daher von einem Mediziner oder Therapeuten beraten, wenn fehlende Konzentrationsfähigkeit Ihren Alltag und das Arbeitsleben zunehmend einschränkt. In der Regel wird zunächst ohne Medikation therapiert. Wie Sie das selbst unterstützen können, möchte ich Ihnen hier aufzeigen.

Vorab noch ein paar Worte zur Konzentrationsfähigkeit. Sie ist wie ein Muskel, der heranwächst. Können sich Grundschulkinder 15 bis 20 Min. auf eine Sache fokussieren, schaffen wir Erwachsenen das in der Regel für ca. 1 Stunde. Dann müssen wir eine Pause einlegen und den Kopf wieder frei machen. Also eine echte Pause, keine andere Tätigkeit, wie die To-Do-Liste checken oder schnell einen Kunden anrufen.

Gibt es für Ihre mangelnde Konzentrationsfähigkeit noch keine medizinische Indikation, kann sie an zu viel Kaffee und Alkohol liegen, an Schlafmangel, Überforderung oder an Nährstoffmangel. Doch kann sie auch als Nebenwirkung von Medikamenten auftreten. Bitte prüfen Sie für sich, ob einer dieser Faktoren infrage kommt und ändern Sie dann Ihre persönliche Situation entsprechend. Eine zusätzliche Einnahme von Eisen und Vitamin B12 kann Sie dabei stärken. Der Verzicht auf Nikotin und Alkohol ist eine Selbstverständlichkeit.

Neben gezielten Konzentrationsübungen wie Rätseln oder Logikspielen werden besonders das Autogene Training (siehe Teil II 5. Autogenes Training), die Progressive Muskelentspannung (siehe Teil III 2. Migräne) oder auch Yoga (siehe 2.10) empfohlen, um den Geist wieder frei zu bekommen. Meist helfen auch regelmäßige Bewegungsarten wie Schwimmen oder Joggen oder auch Sportarten, die eine bestimmte Art der Konzentration erfordern, wie Klettern, Basketball spielen oder Surfen. Bei diesen Vorschlägen geht es darum, Stress und Hektik im Alltag entgegenzuwirken und Techniken zu erlernen, wie Sie sich vor Ablenkungen schützen können.

2. Migräne

Migräne ist eine besonders beeinträchtigende Form der Kopfschmerzen. Bei manchen Menschen tritt sie nur ab und an auf, bei anderen wird sie chronisch und zu einer neurologischen Erkrankung. Es handelt sich um pochende Schmerzen zumeist auf nur einer Schädelseite. Manchmal beginnt sie mit einer leichten Sehstörung, durch Flimmern vor den Augen oder Blitzen (sog. Augenmigräne). Die eigentliche Migräne führt dann auch zu einer starken Empfindsamkeit gegenüber Geräuschen, Gerüchen oder Lichtquellen. Die Migräne kann ihren unterschiedlichen Ausprägungen den ganzen Körper erfassen (Basilarismigräne), den Gleichgewichtssinn stören (vestibuläre Migräne).

Doch wo kommt Migräne überhaupt her? Es handelt sich dabei zunächst um eine Funktionsstörung des Hirns. Vielfach ist sie erblich bedingt. Durch bildgebende Verfahren konnte ermittelt werden, dass eine erhöhte Stimulation des Hirnstammes das sog. Migräne-Zentrum im Hirn überreizen kann. Dies beginnt bereits bei den Nervenzellen des Trigeminus, des Gesichtsnervs. Diese senden mithilfe von Neurotransmittern Schmerzreize an das Gehirn, welches anschließend die Blutgefäße weitet. Je öfter das geschieht, desto mehr schwämmt dabei die Hirnhaut auf und entzündet sich.

Solch ein Migräneanfall zieht sich in der Regel über mehrere Tage hin und schwächt den Betroffenen sowohl auf körperlicher als auch auf seelischer Ebene. Er geht oft Hand in Hand mit Erbrechen und starken Schmerzen. Durch die Empfindsamkeit gegenüber Licht und Geräuschen ist der Betroffene kaum noch handlungsfähig. Die Sehstörungen bedeuten für ihn eine erhöhte Unfallgefahr auch im häuslichen Alltag.

Auch wenn die Migräne wieder abgeklungen ist, begleitet sie den Betroffenen weiterhin, denn er ist ständig in Habachtstellung, wann ihn die nächste Attacke wieder ausbremst.

Was aber verursacht eine Reizung, die zu solchen Schmerzen führen kann? Das kann recht vielfältig sein und ist vor allen Dingen sehr individuell. Sie bekommen „Ihre" Trigger am einfachsten heraus, wenn Sie sich notieren, wann bei Ihnen Migräne auftritt. Je präziser Sie sich das notieren, desto leichter können Sie Ihre Trigger identifizieren und entsprechend vermeiden.

Häufig wird Migräne durch körperlichen oder seelischen Stress ausgelöst, wobei sie in der Regel erst eintritt, wenn der Stress wieder abgeklungen ist. Sie können das als Botschaft interpretieren, dass Ihr Körper zwar, solange der stressige Zustand anhält, voll für Sie da ist und funktioniert, danach aber ganz klar sagt: Das war zu viel.

Weitere Trigger können durch Nahrungsmittel (Unverträglichkeit, zu viel Zucker) oder durch Unterzuckerung kommen. Ein unregelmäßiger Alltag sowie ein schwankender Tag-Nacht-Rhythmus können zu Störungen führen. Starke Einflüsse von außen wie Wetterumschwünge, Höhenveränderungen, Reize durch Lärm, Licht oder Gerüche (Rauch, Qualm, Zigarettenrauch) können Migräne auslösen. Eine Unverträglichkeit bestimmter Medikamente, hormonelle Schwankungen sowie Verspannungen im Schulter- und Nackenbereich werden ebenfalls als Auslöser von Migräne berichtet.

Da es sich bei Migräne um eine funktionelle Störung handelt, kann sie nicht geheilt, aber gelindert werden. Dabei geht es zum einen um weniger Anfälle und zum anderen um einen milderen Verlauf. **Wie Sie selbst dazu beitragen können, Ihre Beschwerden zu lindern, beschreibe ich Ihnen in den folgenden Übungen:**

Ausgehend vom Nervensystem und der Verbindung von Trigeminus und Vagusnerv empfehle ich Ihnen als erstes die **Progressive Muskelentspannung nach Jacobson**, die unmittelbar das Nervensystem beruhigt, indem die gestörten Abläufe stabilisiert werden. Sie lösen damit sozusagen die ersten Trigger auf, die auf der körperlichen Ebene zu finden sind. Bei den Übungen von Jacobson werden bestimmte Muskelpartien ganz bewusst angespannt und nach einer gewissen Zeit wieder entspannt. Sie verbessern dadurch nicht nur Ihr Körpergefühl, sondern lernen auch, sich aktiv zu entspannen. Da wir uns bei Stress unwillkürlich anspannen und so den Sympathikus aktivieren (also den Flight-or-Fight-Modus anwerfen), können Sie mit diesem Training ganz bewusst den Vagusnerv mit ins Spiel holen, indem Sie den Parasympathikus durch die aktive Entspannung anregen. Den Vagusnerv erreichen Sie auch im Inneren Ihres Körpers, da von den Übungen nicht nur die Muskeln betroffen sind, die wir bewusst ansteuern können, sondern darüber hinaus auch diejenigen, die tiefer liegen, wie die, die Magen und Darm bewegen.

Eine Übungseinheit dauert in etwa eine Stunde. Hierbei finden nacheinander alle 13 Muskelgruppen unseres Körpers Beachtung. Jedes Mal konzentrieren Sie sich auf eine bestimmte Partie und spannen die jeweilige Muskelgruppe für 5 bis 7 Sek. an, ohne zu verkrampfen. Anschließend lösen Sie die Muskeln ganz bewusst wieder und spüren der Entspannung ca. 30 Sek. nach. Um die Muskelentspannung tatsächlich zu automatisieren, findet jede Übungseinheit in derselben Reihenfolge statt. Sie können dabei sitzen, stehen oder liegen, wie es für Sie am besten ist. Dann beginnen Sie mit den Händen, indem Sie für 5 bis 7 Sek. Fäuste bilden. Achten Sie auch darauf, wie sich Ihre Unterarme anspannen. Lösen Sie die Fäuste, spüren Sie für ca. 30 Sek. nach und wiederholen Sie diesen Abschnitt. Winkeln Sie dann die Unterarme im 90°-Winkel an, lassen Sie die Hände geöffnet, und aktivieren Sie Ihre Oberarmmuskulatur für 5 bis 7 Sek. Entspannen, genießen, wiederholen. Führen Sie jetzt Ihre Schultern so nah wie möglich an Ihre Ohren. Halten Sie sie für 5 bis 7 Sek. dort. Entspannen, genießen, wiederholen. Legen Sie Ihren Kopf nach rechts, bis Sie die Dehnung spüren. Genießen Sie den Schmerz für 5 bis 7 Sek. Entspannen, genießen, links wiederholen. Und gerne noch einmal. Dann kommen zwei Einheiten für das Gesicht: Beißen Sie die Zähne zusammen, rümpfen Sie die Nase und kneifen Sie die Augen zu. Aushalten, entspannen, genießen, wiederholen. Anschließend pressen Sie die Lippen aufeinander und pressen Sie die Zunge an den Gaumen. Aushalten, entspannen, genießen, wiederholen. Anschließend geht es über den Bauch und den Beckenboden hin zu den Beinen und den Füßen. Bauch und Beckenboden werden einfach nacheinander angespannt. Es folgen die Entspannung und die Wiederholung. Für die Oberschenkel heben Sie nacheinander beide Beine und strecken die Zehen des jeweiligen Beines. Spüren Sie nach. Um den Unterschenkel zu aktivieren, drücken Sie den Unterschenkel und die Zehen nach unten bzw. fest in die Unterlage. Bitte mit beiden Beinen wiederholen. Für die Schienbeinmuskulatur ziehen Sie die Zehen nach oben und halten Sie die Spannung. Für die Füße rollen Sie schließlich die Zehen nach innen.

Genießen Sie diese Übung so intensiv wie möglich. Sie ermöglicht es Ihnen, recht schnell zur Ruhe zu kommen. Das allein unterstützt bereits den Parasympathikus und damit den Vagusnerv. Sie werden sofort merken, wie sich Ihr Blutdruck senkt und auch Ihre Herzfrequenz stabilisiert. Verspannungen im Schulter- und Nackenbereich lösen sich und so kann sich Ihr gesamter Organismus beruhigen. Wenn Sie die Übung 2- bis 3-mal pro Woche durchführen, wird sich Ihre Körperwahrnehmung deutlich verbessern. Sie können sich leichter entspannen, Stress fließt leichter durch Sie hindurch und Ihre Konzentrationsfähigkeit nimmt zu. Genießen Sie den neu gewonnenen Zustand der Stabilität.

3. Schlafstörungen

Gesunder Schlaf – Thema für ein eigenes Buch. Die Zeit für Regeneration und neue Erkenntnisse. Wie schlimm ist es da, wenn wir nicht gut schlafen können. Die Müdigkeit ist das sichere Anzeichen, dass wir schlafen sollten. Wenn es dunkel wird, reagiert unser Körper mit dem relevanten Hormon, dem Melatonin. Jetzt sinkt unsere Körpertemperatur, das Immunsystem im Darm wird aktiv, die Lust auf Sex steigt und das Gedächtnis beginnt die Erlebnisse des Tages zu verarbeiten. Wenn wir schlecht geschlafen haben, wirkt sich das auf alle Lebensbereiche aus. Wir essen mehr als nötig, wir sind gereizt, weniger konzentriert, schlechter aufnahmefähig und bewegen uns weniger. Daher sollten wir ausreichend guten Schlaf zur obersten Maxime machen.

Was aber, wenn das nächtliche Schlafen zum Problem wird? Dann hilft bereits ein kurzes **Power-Nap von weniger als 20 Min.**, um fürs erste die Reserven wieder zu füllen. Selbst wenn Sie in dieser Zeit nicht wirklich schlafen, sondern sich nur entspannen und dösen, werden Sie wieder Kraft tanken. Überlegen Sie jedoch, wann Sie das Schläfchen machen, denn zu kurz vor der eigentlichen Schlafenszeit kann es Ihren Schlafrhythmus zusätzlich durcheinanderbringen. Hierfür empfiehlt sich die Tagesmitte, also 6 bis 7 Stunden, nachdem Sie aufgestanden sind. Halten Sie dabei die 20 Min. ein, um tatsächlich in der Leichtschlafphase zu bleiben. Rutschen Sie tiefer in den REM-Schlaf hinein (rapid-eye-movement), wird es Ihnen anschließend sehr schwerfallen, wieder richtig wach zu werden.

Kurz zur Erklärung: Der Schlaf wird grundsätzlich in zwei Phasen unterteilt, die non-REM-Phase und die REM-Phase, die wiederum untergliedert wird. Hierzu gehört auch der sog. Tiefschlaf, aus dem wir am schwersten zu wecken sind.

Bei vielen von uns ist die Liegeposition dafür mitverantwortlich, wie schnell wir einschlafen. Dies hängt damit zusammen, wie gut wir dabei durch die Nase atmen können und vor allem, wie gut dabei die rechte Gehirnhälfte mit Sauerstoff versorgt wird. Da diese mit dem linken Nasenloch verbunden ist, sollten Sie auf der rechten Seite liegen. Aufgrund der Schwerkraft liegt das linke Nasenloch alsbald frei. Zusätzlich wird über diesen Kanal der Vagusnerv aktiviert.

Sie schlafen leichter ein und besser durch, wenn Sie sich einen **gleichmäßigen Tag-Nacht-Rhythmus angewöhnen** und am besten ein immer gleiches Abendritual durchführen. So kann sich Ihr Geist bereits auf das Schlafen vorbereiten, während Sie noch gar nicht im Bett sind. Das muss gar nichts Aufwändiges sein. Es reicht bereits der immer gleiche Ablauf beim Ausziehen und im Bad.

Bewegen Sie sich tagsüber, aber nicht kurz vor dem Zubettgehen. Denn dann ist Ihr Stoffwechsel auf Hochtouren. Wie wollen Sie da schlafen? **Gleiches gilt für Ihre Mahlzeiten**. Essen Sie tagsüber mehrmals kleinere Mahlzeiten, aber bitte nicht vor dem Schlafengehen die Hauptmahlzeit. Die liegt Ihnen nachts schwer im Magen und stößt Ihnen womöglich noch auf. Sie bekommen eventuell noch Durst und müssen unnötig aufstehen. Schlafen Sie nach Möglichkeit bei geöffnetem Fenster und unter einer warmen Decke. Und machen Sie im Schlafzimmer nur diese zwei Dinge: Schlafen und Sex.

Als weiteren Tipp für einen besseren Schlaf möchte ich Sie zum **Saunieren** anstiften. Dabei werden durch das Schwitzen nicht nur Giftstoffe aus dem Körper geschwemmt und der Stoffwechsel angeregt, sondern es wird auch Stress abgebaut. Sie sollten dabei ausreichend trinken, um den Flüssigkeitsverlust auszugleichen – aber bitte auf Alkohol verzichten. Wobei Sie den für einen erholsamen Schlaf ohnehin weglassen sollten.

4. Stress

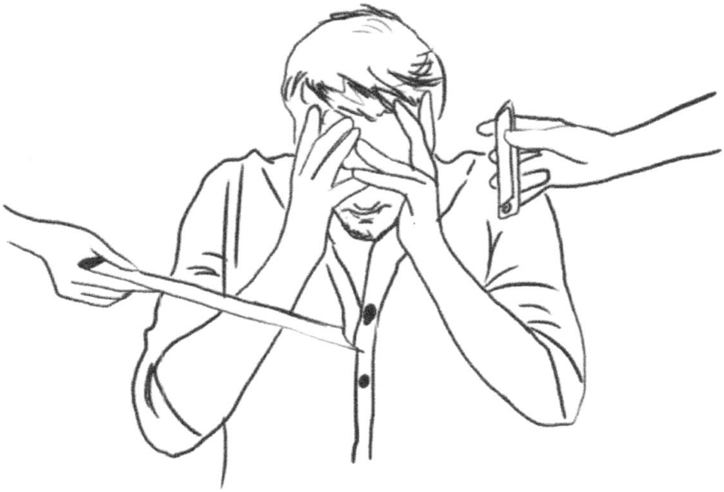

Stress empfinden wir dann, wenn uns etwas überfordert, wenn wir mit einer Situation nicht zurechtkommen und wenn entweder unsere Erwartungen nicht erfüllt werden oder wir Angst haben, Erwartungen nicht erfüllen zu können. Wir können zum Beispiel unter zeitlichem Druck stehen, in einer schwierigen Partnerschaft stecken, auf der Arbeit gemobbt werden oder von unserem Vorgesetzten herablassend behandelt werden. Dann reagieren wir erst emotional, indem wir wütend werden oder uns zurückziehen. Hält der Zustand an, können sich sowohl psychische als auch körperliche Erkrankungen ausbilden. Der psychische Stress beginnt im Gehirn, da dieses auf unsere negativen Gefühle reagiert. Der körperliche Stress kann einerseits auf den psychischen Stress zurückzuführen sein, andererseits aber auch auf äußere Reize wie Holzstaub, chemische Dämpfe, Strahlung, permanente Kälte oder ähnliches.

Der Stress selbst ist nicht nur eine Antwort unseres Körpers auf die Überforderung, sondern der Versuch, ihrer Herr zu werden. Er zieht alle Register und nutzt alle Energiereserven. Im positiven Fall finden wir das extrem gut, wenn wir dadurch beispielsweise beim Klettern die nötige Kraft aufbringen. Im negativen Fall kann es uns aber wirklich krank machen, da wir solche äußerst herausfordernden Situationen immer nur kurz gut aushalten können und dann wieder eine Regenerationsphase benötigen.

Wenn nun unser Vagusnerv gut funktioniert, dann können wir uns besser erholen. Als Teil des Parasympathikus steuert er aktiv dem Stress entgegen. Hierfür sind beispielsweise Entspannungstechniken, bei denen auch der Vagusnerv stimuliert wird, sehr hilfreich. Schaffen Sie sich dafür einen Wohlfühlort, eine Ruhe-Oase. Vielleicht finden Sie diese draußen in der Natur oder Sie richten sich eine solche in Ihrer Wohnung ein. Achten Sie darauf, dass Ihre Familienmitglieder damit respektvoll umgehen, damit die positive Atmosphäre für Sie gewahrt bleibt.

Wie finden Sie Ihre Stressfaktoren heraus? Denn nur wenn Sie sie kennen, können Sie sich damit auseinandersetzen und sie ggf. beseitigen oder wenigstens meiden. Nutzen Sie dazu Stift und Papier. Machen Sie sich Notizen zu Ihren Themen. Fangen Sie das **Journaling** an. Hierbei gehen Sie Ihrem Innersten auf die Spur. Bitte schreiben Sie dabei mit der Hand, vor allem, wenn Sie Rechtshänder sind. So ist nämlich nur Ihre linke Gehirnhälfte mit der Motorik beschäftigt und Ihre rechte Gehirnhälfte ist frei, Ihrer Intuition nachzugehen.

Erforschen Sie Ihre Gefühle. Fragen Sie sich, was die Erlebnisse am Tag, bei der Arbeit, mit Ihrem Partner oder Ihren Kindern bei Ihnen ausgelöst haben. Wenn Sie wissen, was Sie triggert, können Sie beginnen, die Situationen zu verändern und sich anders dazu zu verhalten. Sie können Ihre Bewertungen überdenken und ggf. ändern. Sie können mit den Augen der anderen auf dieselben Situationen schauen. Durch diese spezielle Art der Reflexion können Sie sich innerlich befreien, weil Sie es immer mehr lernen, eine Vogelperspektive einzunehmen und dadurch immer weniger Situationen persönlich zu nehmen. Mit dieser immer besser geschulten Achtsamkeit Ihren Gefühlen und Gedanken gegenüber stärken Sie Ihre Selbstwirksamkeit. Sie wissen nun, dass Sie Ihr Leben wirklich aktiv gestalten können.

Auf dieser Grundlage können Sie in akuten Situationen Ihre Emotionen leichter regulieren. Da Sie sich nun besser kennen und wissen, wie Sie ticken, merken Sie schnell, wenn Ärger oder Wut in Ihnen aufsteigen. Dann können Sie innerlich einlenken und sich überlegen, was Sie stattdessen möchten. Wie sollte die Situation sein, damit Sie sich wohlfühlen? Sie können sich auch in Ihr Gegenüber hineinversetzen und das Geschehen aus dessen Perspektive betrachten. Indem Sie eine andere Brille aufsetzen, greifen Sie aktiv in die Entstehung Ihrer Emotionen ein und können diese selbst regulieren. Können Sie verständnisvoll oder gar humorvoll reagieren? Dann ist für Stress kein Platz mehr.

5. Beschwerden im Bereich des Magen-Darm-Traktes

Wenn uns etwas auf dem Magen liegt, dann drückt es gleichzeitig auf die Seele. Ja, der Vagusnerv zieht auch hier seine Bahnen und verästelt sich bis tief in den Bauchraum hinab. So gibt es eine unmittelbare, starke Verbindung zwischen Hirn und Verdauungstrakt.

Was es alles für Beschwerden gibt, die die Verdauung betreffen! Die Liste ist lang. Von Verstopfung über Durchfall, von Sodbrennen über Übelkeit bis hin zur Appetitlosigkeit. Der sog. Reizdarm oder Reizmagen ist die häufigste Form der seelischen Erkrankung, die sich auf der körperlichen Ebene manifestiert. Statistisch gesehen trifft dies auf 10 bis 15 Prozent der Erwachsenen zu. Hierbei wechseln sich Durchfall und Verstopfung ab, Krämpfe und Magenschmerzen belasten den Betroffenen. Doch können keine körperlichen Ursachen festgestellt werden. Die Betroffenen leiden unter psychischem Druck, Stress und Ängsten, die ihnen auf den Magen schlagen.

Warum die einzelnen körperlichen Symptome trotzdem behandelt werden sollten, möchte ich im Folgenden kurz darstellen. Fangen wir beim Sodbrennen an. Dies entsteht, wenn unser Magen zu viel Magensäure produziert. Diese greift nicht nur die Magenschleimhaut an, sondern kann auch durch die Magenöffnung in die Speiseröhre gelangen. Das verursacht nicht nur Schmerzen, sondern kann langfristig auch zu einer Entzündung bis hin zu Speiseröhrenkrebs führen.

Auch wenn der Darm unabhängig vom Gehirn funktioniert – er wird durch das sog. Darmgehirn gesteuert – reagiert er doch genauso wie der restliche Organismus auf die Hormonausschüttungen. Ein hoher Adrenalinausstoß lässt die Verdauung pausieren, damit alle Kräfte für Kampf oder Flucht aktiviert werden können. Bei anhaltendem Stress führt jedoch eine stillgestellte Verdauung zu Verstopfung, die sehr schmerzhaft sein und Hämorrhoiden hervorrufen kann. Andere Menschen reagieren auf Stress mit Durchfall. Das bringt den Wasserhaushalt des Körpers durcheinander, wichtige Elektrolyte und Mineralien werden ausgeschwemmt. Die Folge davon können Muskelkrämpfe sein.

Je nachdem, wie wir veranlagt sind, können wir schließlich auf Stress mit Übelkeit und Erbrechen reagieren. Hierbei krampft sich das Zwerchfell zusammen, um all den Ballast wieder loszuwerden. Andere wiederum atmen so hektisch, dass sie Luft schlucken, die zu Blähungen führt, die als Krämpfe auch sehr schmerzhaft sein können.

Wie fühlt sich das alles an? Vor allem, wenn wir ständig damit rechnen müssen? Oder wenn es uns kontinuierlich begleitet? Das Essen wird uns verleidet. Wir büßen an Lebensqualität ein. Faktisch ist die Nährstoffaufnahme reduziert, Mangelerscheinungen bis hin zu Schwindel und Schwächeanfällen sind vorprogrammiert. Es entsteht partieller Druck auf innere Gefäße, die platzen oder sich verändern können. Die Speiseröhre, die Magenschleimhaut, die Darmschleimhaut bis hin zum Enddarm, alles steht unter erhöhter Belastung, für die sie nicht gemacht sind.

Was, wenn wir das Haus nicht mehr verlassen wollen, weil wir uns so unwohl fühlen? Weil wir Angst haben, die nächste Toilette nicht rechtzeitig zu finden? Weil wir unter den ständigen Gasen so sehr leiden und uns fürchten, ausgegrenzt zu werden? So steigt der Stress und die Spirale aus Angst und Beschwerden verselbständigt sich.

Was können Sie tun, um Ihrem Darmgehirn zu signalisieren, dass Ihre Situation nicht so lebensbedrohlich ist, wie es sie empfindet? Aktivieren Sie den Vagusnerv! **Dazu möchte ich Ihnen hier eine Kombination**

aus den Angeboten aus Teil II vorschlagen, die besonders gut für einen entspannten Magen-Darm-Trakt ist.

Finden Sie eine gute Balance aus Bewegung, Entspannung und gesunder Ernährung. Bewegung und Entspannung lassen sich ideal mithilfe von **Yoga** kombinieren, da die Asanas ja eher Posen sind, die bei bewusstem Atem durchgeführt werden. Dadurch kräftigen Sie nicht nur Ihren Körper, sondern erobern sich auch Ihr Körpergefühl wieder zurück. Mit der Zeit wissen Sie immer besser, was Ihnen guttut und was Sie gerade brauchen. Die tiefe Bauchatmung (wie in Teil II 1. Atemübungen beschrieben) sollten Sie ohnehin in Ihren Alltag integrieren. Gönnen Sie sich immer wieder (möglichst täglich) eine kleine persönliche Auszeit, die Sie gerne mit einer Meditation verbinden können. Je stabiler Ihre Stimmung ist, desto weniger muss sich Ihr Körper bei Ihnen „beklagen".

Für eine **Ernährung**, die den gereizten Magen-Darm-Trakt beruhigt und pflegt, gibt es ein paar grundsätzliche Dinge, die ganz leicht umzusetzen sind. Das fängt damit an, morgens nach dem Aufstehen erst einmal ein großes Glas lauwarmes Wasser zu trinken. Das schwemmt all die Schadstoffe heraus, die über Nacht von der Leber freigesetzt wurden. Dann suchen Sie sich für jede Mahlzeit bewusst ein ruhiges Plätzchen. Essen Sie nur, wenn Sie wirklich Hunger haben. Und genießen Sie jeden Bissen. Kauen Sie ihn in aller Ruhe und schmecken Sie, was darinnen ist. Das Kauen ist ja bereits ein Teil des Verdauungsaktes (wie das Kochen auch). Somit erleichtern Sie Ihrem Magen und Ihrem Darm die Arbeit. Außerdem spüren Sie eher, ob Sie vielleicht schon satt sind. Und dann hören Sie bitte auf zu essen – egal, wer noch mit am Tisch sitzt und ob der noch isst, oder ob noch etwas auf Ihrem Teller liegt. Sie sind kein Kind mehr, das brav sein Tellerchen leer essen muss. Vielleicht nehmen Sie sich auch ganz bewusst weniger auf. Sie können sich ja immer wieder nachnehmen. Vermeiden Sie anschließend die kleinen verlockenden Snacks für zwischendurch. Alles, was Kalorien hat, stört Ihre Verdauung und bringt Ihr Gefühl für Hunger und Durst durcheinander.

Kochen Sie nach Möglichkeit selbst und mit frischen Zutaten. Hier können Sie dann mit Gewürzen experimentieren, die Ihnen nicht nur neue Geschmackswelten eröffnen, sondern gleichzeitig Ihren Magen-Darm-Trakt beruhigen. Dazu gehören Kümmel, Kreuzkümmel, Fenchel und Anis, aber auch Pfeffer, Kurkuma und Ingwer. Eine Tasse Ingwertee oder Fenchel-Anis-Kümmel-Tee vor dem Schlafengehen unterstützt den Regenerationsprozess während der Nachtruhe. Weitergedacht sollte Ihre Ernährung Ihre individuelle Darmflora fördern. Es gilt also, die nützlichen Darmbakterien, die Enzyme, Aminosäuren und Vitamine herstellen, mit den richtigen Nährstoffen zu füttern, damit sie weiterhin die Nahrung in ihre Bestandteile zerlegen, Vitamine und Mineralien aufnehmen und die Schadstoffe aussortieren können. Gelingt ihnen das nicht, wird Ihr Immunsystem immer schwächer und chronische Erkrankungen können die Folge sein. Neben den Beschwerden des Magen-Darm-Traktes selbst wären hier zum Beispiel Allergien, Lebensmittelunverträglichkeiten, Morbus Crohn, Colitis Ulcerosa, aber auch psychische Erkrankungen wie Angststörungen und Depressionen zu nennen.

Ihre Nahrung sollte also zunächst aus **ausreichend ungesüßter Flüssigkeit** bestehen. Dann sollten Sie ganz bewusst eine ballaststoffreiche Kost bevorzugen. Hierzu zählen Vollkornprodukte, Salate, Rohkost (möglichst viel grünes Gemüse), Samen und Nüsse in Rohkostqualität. Ergänzen Sie das mit probiotischen Lebensmitteln wie Joghurt, Kefir und rohem Sauerkraut (nicht erhitzt).

Worauf sollten Sie tunlichst verzichten? Da wären an erster Stelle **Zucker** und alle anderen **Suchtstoffe** zu nennen (Alkohol, Nikotin etc.). **Ersetzen Sie das Salz** durch andere Gewürze. Reduzieren Sie dafür peu à peu das Salz beim Würzen. Sie werden staunen, wie sich Ihre Geschmacksnerven verändern und wie Sie immer mehr den natürlichen Geschmack der Lebensmittel wahrnehmen werden. Genießen Sie es. Gönnen Sie sich auch immer wieder fleischfreie Tage, pausieren Sie ab und an einmal ganz mit tierischen Produkten. Und sollten Sie einmal **Antibiotika** einnehmen müssen, vergessen Sie nicht, hinterher Ihre Darmflora mithilfe von probiotischen Präparaten möglichst schnell wieder aufzubauen.

Neben den Asanas, die unter Teil II 10. Yoga, vorgestellt wurden, gibt es auch Posten, die Kriyas genannt werden. Sie sollen ganz gezielt der Verdauung dienen und Gifte aus dem Körper leiten. **Eine davon ist die Bhujangasana, die Kobra.**

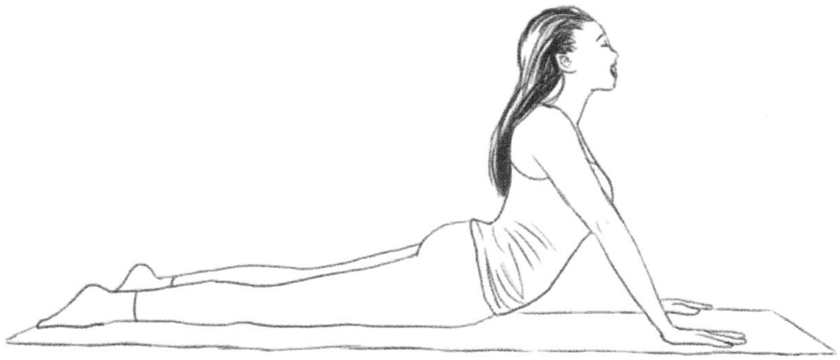

Abbildung 10: Bhujangasana, die Kobra

Strecken Sie sich für die Kobra bäuchlings auf Ihrer Matte aus. Stützen Sie jetzt Ihren Oberkörper nach oben auf die gestreckten Arme auf. Die Beine liegen mit gestreckten Füßen auf dem Boden auf. So kann Ihr Dickdarm massiert werden. Spannen Sie dabei die Vorderseiten Ihrer Oberschenkel an und ziehen Sie den Bauchnabel, soweit es geht, nach innen. Jetzt atmen Sie tief ein und heben den Kopf und den Oberkörper noch ein wenig weiter an. Halten Sie die Pose 5 tiefe Atemzüge lang und senken Sie dann den Oberkörper langsam wieder ab.

Die **Pawanmuktasana** befreit Sie von Ihren Winden. Auch sie massiert den Darm, wodurch sich sowohl Verstopfungen als auch Blähungen lösen können.

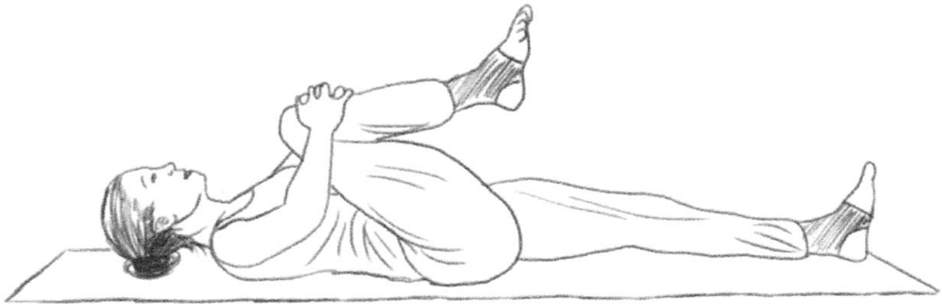

Abbildung 11: Pawanmutkasana

Strecken Sie sich diesmal auf dem Rücken auf einer stabilen Unterlage aus. Ziehen Sie nun ein Bein zum Bauch und drücken Sie das Knie mit beiden Händen Richtung Bauch. Atmen Sie erneut bis tief in den Bauchraum und massieren Sie Ihren Darm dabei. Wechseln Sie nach ca. 5 tiefen Atemzügen das Bein.

Doch es kann noch einfacher gehen. Mit der **Savasana** spüren Sie Ihrem Körper nach und atmen bewusst jeglichen Stress weg.

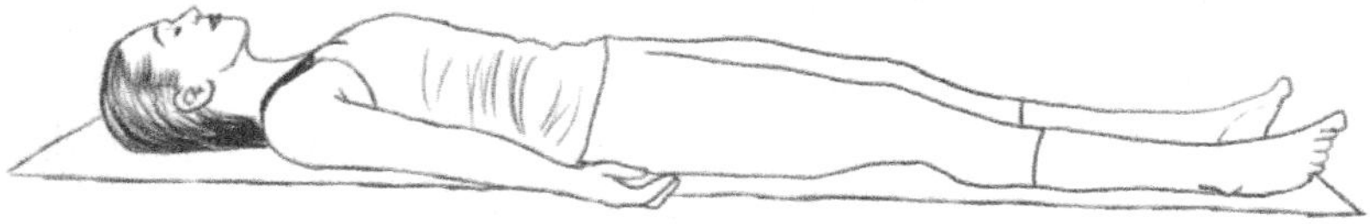

Abbildung 12: Savasana, Totenstellung

Legen Sie sich dafür rücklings auf eine feste Unterlage. Die Füße liegen etwa hüftbreit auseinander. Die Hände sind leicht vom Körper abgespreizt und ruhen auf dem Handrücken. Sollte die Position für Sie unangenehm sein, so legen Sie sich ein aufgerolltes Handtuch oder ein kleines Kissen in den Rücken. Atmen Sie tief in den Bauch hinein und spüren Sie nach, wie Sie immer schwerer werden und immer tiefer in die Matte sinken. Lockern Sie dabei ganz bewusst Ihre Muskulatur. Gehen Sie langsam Ihren Körper von oben nach unten durch. Atmen Sie in jedes Körperteil. Genießen Sie diesen entspannten Zustand für etwa 10 Min. Kommen Sie anschließend langsam wieder zu sich, indem Sie zunächst Hände und Füße kreisen und langsam alle Gliedmaßen bewegen. Öffnen Sie als letztes die Hände und stehen Sie über die Seite langsam wieder auf.

6. Angst und innere Unruhe

Wer kennt Situationen der Angst und inneren Unruhe nicht? Angst begleitet uns alle als eines der Ur-Emotionen, die das Überleben unserer Spezies gesichert haben. Sie hindert uns daran, nachts im Dunkeln unterwegs zu sein oder uns in große Höhen vorzuwagen. Sie hält uns davon ab, ohne Geräte tauchen zu gehen. Sie schützt uns vor giftigen oder gefährlichen Tieren. Sie lässt uns respektvoll mit Feuer umgehen. Vielfach sind diese Ängste aber in der heutigen Zivilisation unbegründet, denn wir leben in sicheren Häusern und können (fast) jederzeit einkaufen gehen, um uns das zu besorgen, was wir gerade benötigen. Eine Phobie geht noch tiefer als diese Ängste, die uns schützen sollen. Phobien wirken sich auf das alltägliche Leben sehr stark aus und schränken den Betroffenen in seiner Handlungsfähigkeit ein. Dann löst ein Erlebnis Panik aus, die sich bis zu einer Angststörung ausweiten kann.

Solche Angststörungen können auch neurobiologisch verursacht sein. Hierbei wird vermutet, dass das Gleichgewicht aus Gamma-Aminobuttersäure, Serotonin und Noradrenalin gestört ist.[18] Zusätzlich verändert sich das Gehirn, wenn wir immer wieder solchen starken Gefühlen ausgesetzt sind. Thalamus und Amygdala nehmen die Stressreize auf, Hippocampus und Großhirnrinde speichern sie in das Kurz- und später in das Langzeitgedächtnis. Bei zu großer Angst, bei einem Trauma jedoch gerät das Limbische System durch zu viel Adrenalin und Noradrenalin durcheinander. Bei anhaltender Angst (einer Angststörung) führen die normalen körperlichen Reaktionen, die die lebenswichtigen Organe in dieser Situation stärken, zu einer Unterversorgung beispielsweise des Verdauungstraktes. Gleichzeitig aber leidet das Herz unter der dauernden

18 Vgl. D. Refojo, M. Schweizer, C. Kühne et al. (2011).

Alarmbereitschaft, der Blutdruck steigt, die Gefäße sind übermäßig belastet.

Von einer Angststörung können Sie dann sprechen, wenn die Ängste den Lebensalltag beeinträchtigen, wenn sie zu Antriebs- und Hoffnungslosigkeit führen, wenn Alkohol und andere Drogen als Überlebensstrategie herhalten müssen, die Beziehungen und auch die Arbeit unter den beständigen Ängsten leiden und schließlich nur noch der Selbstmord als Ausweg erscheint. Die Studien an der Universität Zürich unter der Leitung von Meyer und Langhans haben das Bauchgehirn als wesentlichen Motor für die Steuerung der Angst wissenschaftlich nachgewiesen.[19] So sendet der Vagusnerv vom Bauch aus Signale an das Gehirn, wenn eine Bedrohung oder eine gefährliche Situation auftreten. Dies erkennt der Vagusnerv daran, dass die Organe, für die er zuständig ist, nicht mehr einwandfrei funktionieren, wenn von außen Stress auf uns zukommt. Die negativen Emotionen, die Sie dann empfinden, lösen unmittelbare körperliche Reaktionen aus. Der Magen verkrampft, das Herz rast, der Atem flacht ab.

Patienten mit einer posttraumatischen Belastungsstörung (PTSD) können ihre immer wieder auftauchenden Ängste verlieren, indem der Vagusnerv aktiv von außen stimuliert wird. Dies wird inzwischen durch einen kleinen Apparat oder auch durch ein Implantat erreicht.[20] Dennoch möchte ich Ihnen hier Mut machen, in kleinen Schritten durch die Angst hindurchzugehen – denn sie ist heute kaum noch durch eine lebensbedrohliche Situation begründet. Stellen Sie also wieder einmal fest, dass Sie etwas ängstigt oder innerlich beunruhigt, können Sie sich zwar fragen, woran das liegt. Sie können aber auch gleich damit beginnen, den Vagusnerv und Ihre Herzfrequenz durch eine gleichmäßige ***Zwerchfellatmung*** (wie in Teil II .1 Atemübungen beschrieben) zu beruhigen. Denn der Tonus des Vagus ist ja mitverantwortlich dafür, dass

---

19 Vgl. M. Klarer; M. Arnold; L. Günther et al. (2014).

20 Vgl. L.S. Colzato; K. Vonck (2017).

unsere Emotionen und unser Organismus im Gleichgewicht sind. Lassen Sie sich daher nicht von Ihrer Angst dazu verleiten, kurz und schnell in die Brust zu atmen. Dadurch verstärken Sie das Angstgefühl nur noch, denn es entsteht zusätzlich ein Gefühl von Enge in der Brust. Außerdem bekommen Sie weniger Sauerstoff und Ihre Muskeln verkrampfen sich. Konzentrieren Sie sich also auf Ihre Atmung – und Sie kommen gedanklich sofort aus dem Kopf heraus, weg von den negativen Gedanken. Saugen Sie so viel Luft in sich hinein, wie es nur geht und atmen Sie ganz langsam wieder aus. Atmen Sie Ihre Angst aus sich heraus. Spüren Sie nach, wie sie Sie verlässt – ohne Druck, ganz leicht.

Auch die **Progressive Muskelentspannung nach Jacobson**, wie in Teil II 2. Migräne beschrieben, wirkt wahre Wunder gegen die Angst. Denn gerade dann sind unsere Muskeln in Alarmbereitschaft, um schnell reagieren zu können, zu flüchten oder zu kämpfen. Daher ist es sehr erleichternd, wenn Sie ein Gefühl für Ihren Körper haben und im entscheidenden Moment Ihre Muskeln ganz bewusst entspannen können. So kann die Angst nicht mehr Ihren Körper in Beschlag nehmen.

Tun Sie aber bitte nicht so, als ob Sie keine Angst hätten. Alles, was wir wegdrücken, wirkt aus dem Unterbewussten. Und ploppt dann in einer Situation hoch, in der wir gar nicht mehr handlungsfähig sind. Nehmen Sie Ihre Angst also ganz bewusst wahr. „Ah, da bist du ja wieder. Möchtest du mich wieder beschützen? Weißt du, das ist ganz wunderbar, aber heute brauchst du das nicht zu tun. Heute schaffe ich das ganz alleine." Und dann machen Sie etwas, das Ihnen leichtfällt und das Sie ablenkt. Sie werden merken, die Angst wird immer seltener unbegründet zu Ihnen kommen.

7. Seelische Blockaden

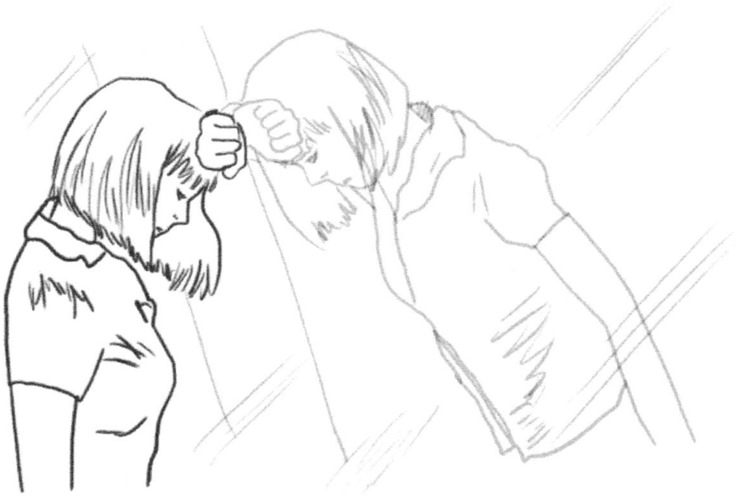

Seelische Blockaden werden oft mit Ängsten in Zusammenhang gebracht, doch handelt es sich hierbei um ein grundsätzliches Lebensgefühl. Wenn so gar nichts zu klappen scheint, alle anderen besser zu sein scheinen, die Sonne nur für die anderen strahlt und einfache keine Energie da ist, um etwas Neues zu beginnen, dann liegt das oftmals an Informationen aus Ihrem Unterbewusstsein, die Sie am Handeln hindern. So frustrierend es auch sein mag, doch dient es unterbewusst zu Ihrem Schutz, damit Ihnen nichts „Schlimmeres" passiert. Denn Ihr Unterbewusstsein arbeitet natürlich mit Ihnen zusammen und kann nur das veranlassen, was Sie für richtig halten.

Auf der körperlichen Ebene äußern sich diese Blockaden in Verspannungen und Schmerzen, in Verdauungsproblemen und Schlafstörungen.

Sie sind sprichwörtlich geworden. Etwas sitzt Ihnen im Nacken oder liegt Ihnen auf dem Magen. Doch je mehr Sie sich dem hingeben, desto eher gerät Ihr Leben aus der Bahn. Sie werden als negativer Mensch gemieden, Sie bekommen bei der Arbeit keine Aufgaben mehr, die Ihrem Potenzial entsprechen, der Geldfluss bleibt aus und die Lust aufs Leben wird immer weniger.

Hierbei hilft Ihnen wieder das **Journaling** (siehe Teil III 4. Stress). Notieren Sie sich alle negativen Gedanken, die Sie über sich selbst haben. Sammeln Sie zunächst einfach nur, ohne diese weiter zu bewerten. Und dann fragen Sie sich, ob sie wahr sind, jeden einzelnen. Orientieren Sie sich dafür an „The Work" von Byron Katie[21] und Sie werden sehr schnell zu einer Neubewertung Ihrer selbst gelangen.

Fragen Sie sich also: Ist dieser Gedanke wahr? Sind Sie sicher, dass er wahr ist? Was passiert, wenn Sie diesen Gedanken glauben? Und schließlich, was wären Sie ohne diesen Gedanken? Und nun können Sie sich überlegen, wie Sie es lieber hätten. Drehen Sie den Gedanken um.

Welche Gefühle kommen dabei hoch? Lassen Sie Ihre Gefühle zu. Sie sind ein Teil von Ihnen. Versuchen Sie nicht, sie wegzudrücken, denn dann wirken sie wieder aus dem Unterbewussten. Doch bewerten Sie sie nicht. Lassen Sie sie geschehen. Fühlen Sie auch, wo die Emotion im Körper sitzt. Im Magen? Im Hals? Im Knie? Dann legen Sie Ihre Hand sanft auf diese Stelle. Danken Sie Ihren Gefühlen, dass sie für Sie da sind. Und verabschieden Sie sie, da sie jetzt nicht mehr nötig sind. So kommen Sie peu à peu zu Ihrem inneren Frieden zurück – mit all Ihren Emotionen. Diese können Sie nicht mehr fernsteuern und schon gar nicht blockieren.

Bedenken Sie immer: Mehr wird das, worauf Sie Ihre Aufmerksamkeit richten. Wollen Sie also mehr Freude erleben, dann halten Sie nach den

---

21 Vgl. R. Heske (2020).

Dingen Ausschau, die Ihnen Freude bereiten. Je mehr Sorgen Sie sich machen, desto mehr Sorgen steigen auf. Üben Sie sich aber in Dankbarkeit über das, was es Gutes in Ihrem Leben gibt, so verstärkt sich das Gute. Nutzen Sie auch dafür Ihr Journal. Richten Sie sich ein Abendritual ein, bei dem Sie täglich 5 Dinge aufschreiben, für die Sie dankbar sind. Und Sie werden merken, wie sich Ihre Stimmung von Tag zu Tag verbessert.

8. Verstimmungen

Haben Sie sich geärgert und kommen Sie aus Ihrem Gedankenkarussell nicht mehr heraus? Dann kann es sein, dass Sie sich gedanklich selbst im Weg stehen. Manchmal neigen wir dazu, eine Situation zu schnell zu verallgemeinern oder ein Verhalten zu schnell persönlich zu nehmen. Da kann es helfen, nach **anderen Perspektiven** Ausschau zu halten. Fragen Sie sich, welche Vorteile die Situation für Sie hat? Denn jede Sache hat zwei Seiten (manchmal sogar mehrere). Überlegen Sie, welche Motivation Ihr Gegenüber gehabt hat, so zu handeln, wie er/sie es tat. Vielleicht ging es dabei gar nicht um Sie?

Solche Verstimmungen können auch am sog. Schubladendenken liegen. Vielleicht kennen Sie ja jemanden, der immer ganz schnell im Urteilen ist und in gut und schlecht einteilt. Eine solch extreme Sichtweise kann zu Unmut führen. Immer dann sollte geprüft werden, ob es nicht noch mehrere Graustufen gibt.

Schließlich sind wir selbst unsere ärgsten Kritiker. Oh, wie hart wir mit uns ins Gericht gehen können. Doch Perfektionismus macht uns vielfach handlungsunfähig und sehr unzufrieden. Dahinter verbirgt sich eine tiefe Unsicherheit – die wir eben kaschieren wollen, indem wir alles richtig machen. Seien Sie **humorvoll mit sich selbst**. Irren ist menschlich. Nur durch Fehler lernen wir. Und manchmal entsteht dadurch etwas wirklich Neues. Entmutigen Sie sich also bitte nicht selbst. Es reicht schon, wenn andere das tun.

9. Ein schwaches Immunsystem

Fühlen Sie sich ständig unwohl? Sind Sie kraftlos? Reagieren Sie auf Nahrungsmittel, Pollen oder Hausstaub allergisch? Neigen Sie zu Asthma? Auch in diesem Fall spielt die Reizbarkeit unserer Nerven eine wichtige Rolle. So sind es die Neuronen des Vagusnervs, die (über Umwege) für den Hustenreiz verantwortlich sind. Beruhigt sich also der Vagusnerv, gehen auch die Asthmaanfälle zurück.[22]

Bei Asthma sind Ihre Bronchien überreizt. Das, worauf Sie reagieren, löst Krämpfe in Ihren Bronchien aus, die zu Atemnot führen. Die Schleimhäute schwellen an, Schleim erschwert die Atmung zusätzlich. Sie müssen husten und versuchen, den Schleim wieder loszuwerden. Die Krämpfe jedoch verengen die Bronchien. Die Atemmuskulatur schlafft ab, das Ausatmen klappt nicht mehr richtig, es bleibt Luft in der Lunge zurück, die Lunge bläht sich auf. Jetzt sind Ein- und Ausatmen erschwert.

Der Organismus eines Betroffenen reagiert auf Substanzen, die an sich harmlos sind. Doch da seine Lunge durch Entzündungen geschwächt ist, bekommt er dadurch Asthma. Das allergische Asthma wegen Tierhaaren, Pollen, Hausstaub oder bestimmten Nahrungsmitteln, ist Ihnen sicherlich bekannt. Doch kann Asthma auch infolge einer Infektion entstehen oder durch eine anhaltende Reizung im beruflichen Umfeld (Sägemehl, Putzmittel etc.). Es gibt auch Menschen, bei denen sich aus einem Husten ein Asthma entwickelt, die auf körperliche Anstrengung mit Asthma reagieren, die aufgrund von Stress hyperventilieren und bei denen dadurch Krämpfe in den Bronchien ausgelöst werden. Manchmal reicht kalte Luft aus, um uns einen Hustenkrampf zu bescheren. Schadstoffe in

22 Steyn, E; Zunaid, M.; Husselman, C. (2013).

der Luft reizen die Bronchien mitunter auch unverhältnismäßig. Dazu gehören Abgase, Haarspray, Staub, Stickstoffoxid sowie Tabakrauch. Bei manchen Betroffenen lösen auch bestimmte Medikamente Asthma aus.

Dies wird oftmals unterstützt durch eine Veranlagung innerhalb der Familie. So sind Hauterkrankungen (die Lungenbläschen sind aus demselben Keimblatt entstanden wie unsere Haut) und Allergien häufig genetisch bedingt. Schlechte Startbedingungen wie ein sehr niedriges Geburtsgewicht, chronische Hauterkrankungen in der Kindheit, Rauchen in der Familie oder zu häufiger Gebrauch scharfer Putzmittel fördern Allergien und infolgedessen auch Asthma.

Warum ich so ausführlich über Asthma schreibe? Weil es unbehandelt Herz und Lunge schädigt. Das Herz muss den steigenden Druck in der Lunge ausgleichen. Das belastet vor allem die rechte Herzseite sehr. Zudem ist es nicht erstaunlich, dass die Lunge selbst bald nicht mehr voll funktionsfähig ist. Das Aufblähen der Lungenbläschen verhindert den gesunden Austausch von Sauerstoff und Stickstoff, wodurch der Betroffenen zunehmend in Atemnot kommt – auch ohne jeglichen Asthmaanfall.

Auch gegen das Asthma hilft **„richtiges Atmen"**. Vor allem bei einem akuten Asthmaanfall. Das Ziel ist es, weiterhin möglichst ruhig zu atmen. Um das zu erreichen, sollten Sie bereits geübt sein, um im Notfall richtig reagieren zu können.

Eine Übung dafür heißt *Lippenbremse*. Sie können sie im Liegen, Sitzen oder Stehen durchführen, achten Sie aber auf eine entspannte Haltung, einen stabilen Stand und vor allem einen geraden Rücken (also kein Hohlkreuz). Jetzt atmen Sie durch die Nase ein. Halten Sie die Lippen dabei geschlossen. Jetzt öffnen Sie die Lippen ganz leicht und lassen Sie die Luft langsam wieder hinausgleiten. Stimmen Sie einen leisen Zischlaut oder ein pff an. Das bremst das Ausatmen noch ein wenig mehr. Dadurch haben Sie nicht nur mehr Kontrolle über Ihren Atem, sondern halten auch die Atemwege weit, obwohl sich Ihre Lunge peu à peu leert.

Eine weitere Übung nennt sich *Kutschersitz* aufgrund der Haltung, die Sie dabei einnehmen. Rutschen Sie auf Ihrem Stuhl ganz weit nach vorne auf die Stuhlkante und lassen Sie – wie ein Kutscher – den Oberkörper leicht nach vorne zusammensinken. Legen Sie dabei die Unterarme auf den Oberschenkeln ab und entspannen Sie Ihre Hände. Wenn Sie jetzt tief einatmen, werden Sie es in den Flanken spüren. Haben Sie gerade keinen Stuhl zur Verfügung, stellen Sie sich wie ein Torwart hin und stützen Sie sich auf Ihren Oberschenkeln auf. Führen Sie die Atmung wie bei der Lippenbremse durch. Das weitet Ihre Lunge, entspannt Ihre Muskulatur und aktiviert den Vagusnerv.

Alles in allem sollten Sie ein Gefühl für Ihre Lunge entwickeln. Sie können nämlich den Schleim, der sich beispielsweise über Nacht angesammelt hat, morgens auch gezielt abhusten. Das schützt Sie vor einer unkontrollierten Hustenattacke mit den bekannten Nachwirkungen.

Kleine Entzündungen wie einen eitrigen Pickel kennen wir alle. Es sind Abwehrreaktionen unseres Körpers, um die Krankheitserreger abzutöten und abzutragen. Hierbei handelt es sich um lokale Entzündungen, die durch ein ausgeklügeltes Zusammenspiel von Adrenalin und den Blutgefäßen entstehen und letztlich zur Heilung der betroffenen Körperpartie beitragen sollen.

Viele Entzündungen werden auch durch körperlichen oder seelischen Stress hervorgerufen. Hierbei spricht der Psychologe von einer Kampf-oder-Flucht-Reaktion im Nervensystem. Sie geht zumeist mit einem niedrigen vagalen Tonus einher. Hierbei können einerseits entzündungshemmende Mittel gegeben werden, die jedoch wegen ihrer möglichen Nebenwirkungen genau geprüft werden sollten. Anders ist das mit der

Erhöhung des vagalen Tonus. Hierbei empfiehlt es sich, täglich zu meditieren oder eine kleine Yoga-Einheit durchzuführen.

Darüber hinaus gibt es aber auch sog. allgemeine Entzündungen, die den gesamten Körper erfassen. Sie können sich aus lokalen Entzündungen heraus entwickeln, die nicht abheilen, aber auch als autoimmune Reaktionen entstehen, wenn unser Immunsystem fälschlicherweise gesundes, körpereigenes Gewebe bekämpft. Die häufigsten Krankheiten dieser Art, die mithilfe des Vagusnervs gelindert werden können, sind Multiple Sklerose, Morbus Crohn und Rheuma. Bei ihnen liegt eine Kombination aus Entzündungen und Stressreaktionen vor, weshalb sich eine bewusst hervorgerufene Entspannung auf den Parasympathikus, auf den Vagusnerv und somit auf ein besseres Wohlbefinden des gesamten Organismus auswirkt.

Der Vagusnerv schüttet den Neurotransmitter Acetylcholin aus, der die Herzfrequenz senkt. Es kann also mit einem Beruhigungsmittel verglichen werden. Allein durch **tiefes Ein- und Ausatmen** kann dieser wirksam werden. Gleichzeitig steuern Sie damit den Entzündungsreflex Ihres Körpers. Achten Sie darauf, ob sich Ihr Herzschlag erhöht, wenn Sie einatmen, und sich wieder verlangsamt, wenn Sie ausatmen. Dann ist alles gut. Sie erreichen das, wenn Sie so oft wie möglich bewusst in den Bauch hineinatmen. Man spricht auch von der sog. Zwerchfellatmung. Dabei hebt und senkt sich nicht die Brust, wie bei der üblichen flachen Atmung, sondern die Bauchdecke. Das Zwerchfell zieht sich zusammen und erzeugt einen Unterdruck, wodurch die Lunge stärker gefüllt und der Körper besser mit Sauerstoff versorgt wird.

10. Beschwerden in den Wechseljahren

Die Menopause ist die Zeit nach den gebärfähigen Jahren einer Frau. Sie beginnt zwischen 45 und 50 Jahren und wirkt sich bei jeder Frau anders aus. Durch die Hormonumstellung kommt es zu körperlichen Beschwerden, die den Alltag sehr stark beeinträchtigen können. Sprichwörtlich sind die Hitzewallungen, die vor allem nachts den Schlaf rauben, doch viele andere Symptome können dadurch entstehen wie Erschöpfung, Gelenk- und Kopfschmerzen. Wie lange diese anhalten, ist ebenfalls von Frau zu Frau unterschiedlich. Es können 3 bis 5 Jahre, aber auch 20 Jahre sein, schließlich hört die Menopause ja nicht mehr auf.

Die hormonelle Veränderung hängt eng mit dem vegetativen Nervensystem und somit auch mit dem Vagusnerv zusammen. Daher empfehle ich Ihnen bei akuten Beschwerden die **Selbstmassage am Hals**, die ich unter Teil II 7. Massagen und Selbstmassagen beschrieben habe. Auch regelmäßiges **Yoga-Training** oder **Meditation** wirkt lindernd.

11. Schmerzen

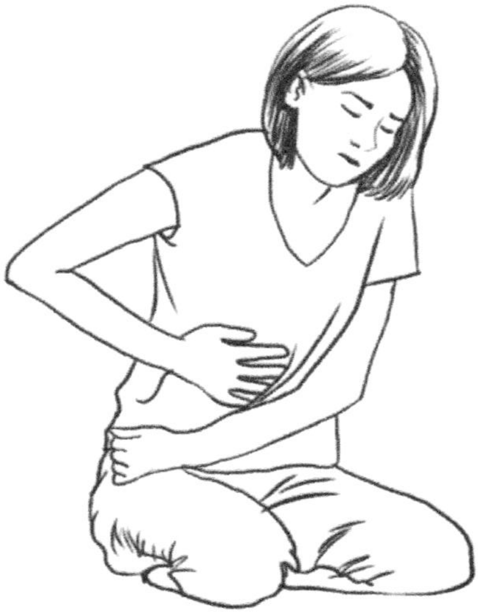

Kein Mensch mag Schmerzen und das ist gut so, denn sie sind ein Warnsignal, dass etwas nicht stimmt, dass wir etwas unternehmen müssen. Doch manchmal verweisen die Schmerzen auf eine Ursache, die nicht so leicht zu beheben ist (wie eine Verspannung) oder auf die wir nicht so leicht kommen (wie eine psychische Belastung). Viele der Übungen, die in diesem Ratgeber vorkommen, können generell Schmerzen lindern. Durch besseren Schlaf, ausgewogene Ernährung und angemessene Bewegung kommt bereits vieles wieder ins Gleichgewicht, was wir durch einseitiges Verhalten vernachlässigt haben.

Bei der Behandlung von chronischen Schmerzen arbeitet man inzwischen ganz gezielt mit dem Vagusnerv. Mithilfe einer **Elektrode** wird er mit kleinen Stromschlägen versorgt, die ihn aktivieren. Dafür wird ein kleiner Apparat am Hals angebracht, der die elektrischen Impulse aussendet. Das Ziel ist es, über den Vagusnerv das Hirnzentrum zu erreichen, das für die Schmerzentstehung verantwortlich ist. Dies reduziert schließlich die Produktion von Glutamat, das das Gefühl der Schmerzen auslöst. So kann tatsächlich an der Ursache selbst angesetzt werden. Infolge dieser Behandlung kann die Schmerzmedikation deutlich reduziert, wenn nicht sogar ganz abgesetzt werden. Der ganze Organismus kommt zur Ruhe. Verspannungen und Belastungen lassen nach. Ein normales Leben kann wieder beginnen.

Da bekannt ist, dass chronische Schmerzen weitere Erkrankungen wie Depressionen nach sich ziehen können, rate ich Ihnen dringend, sich aktiv mit Ihrem Zustand auseinanderzusetzen und nach einer Möglichkeit zu suchen, wieder ohne Medikamente und in Freude zu leben.

12. Diabetes

Auch auf Diabetes wirkt sich der Vagusnerv aus. Regt Zuckerkonsum den Sympathikus an und lässt unseren Insulinspiegel steigen, so muss der Vagusnerv gegensteuern, damit unser Stoffwechsel anschließend wieder ins Gleichgewicht kommt.[23] Studien mit Patienten hatten ergeben, dass deren Herzfrequenzvariabilität reduziert war, weshalb die Mediziner Diabetes mit der Aktivität des Vagusnervs in Verbindung brachten. Das bedeutet, dass ein permanent hoher Insulinspiegel den Vagusnerv lahmlegt und er seine Aufgaben nicht mehr erfüllen kann. Zudem weisen Diabetes-Patienten oftmals eine reduzierte Glukosetoleranz auf, die durch eine aktive Stimulierung des Vagusnervs behoben werden kann. Studien mit diesen Patienten haben zudem gezeigt, dass sich der Blutdruck dadurch verbesserte.[24] Alarmierend ist allerdings, dass der Vagusnerv bereits überfordert ist, wenn noch kein Diabetes diagnostiziert wird, also der Blutzuckerspiegel aus medizinischer Sicht noch im Normalbereich liegt. Auch deshalb sollten wir **vorsorglich auf Zucker verzichten** und uns dadurch vor folgenschweren Zivilisationskrankheiten schützen.

---

23 Vgl. D. Liao; J. Cai; F.L. Brancati et al. (1995).

24 Vgl. F. Huang; J. Dong; J. Kong et al. (2014).

13. Bluthochdruck

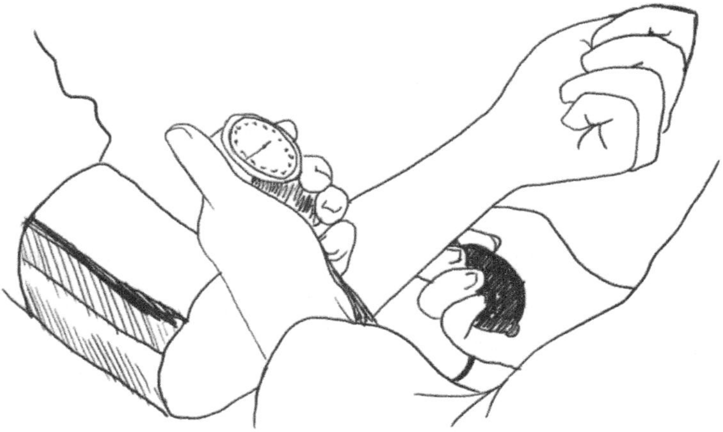

Über die Herzfrequenz wurde in diesem Buch bereits mehrfach geschrieben. So wirkt sich ein aktiver Vagusnerv unmittelbar auf den Herzschlag und auf den Blutdruck aus. Wie bei den **Selbstmassagen** bereits beschrieben, kann der Blutdruck gesenkt werden, wenn die Halsschlagader massiert wird. Der Vagusnerv verläuft entlang der Halsschlagader und reagiert unmittelbar auf Druck von außen an dieser Stelle. Die Information von erhöhtem Druck löst im Gehirn die Reaktion aus, dass der Blutdruck gesenkt werden muss. Daher funktioniert diese Selbstmassage in den meisten Fällen. Achten Sie jedoch darauf, nicht zu viel Druck auszuüben, denn Sie könnten durch den starken Druckabfall sogar ohnmächtig werden. Lassen Sie sich im Zweifelsfall beim ersten Mal von Ihrem Arzt an der Halsschlagader massieren, damit Sie wissen, wie sich das anfühlt und worauf Sie achten müssen.

14. Demenz und Alzheimer

Ja, Demenz und Alzheimer sind unterschiedliche neurologische Erkrankungen, doch möchte ich hier trotzdem auf beide gleichzeitig eingehen, weil es ja um die Verbindung zum Vagusnerv geht.

Die Forschungen zu Demenz und Alzheimer gehen immer noch weiter und insbesondere bei Alzheimer kann man zu Lebzeiten der Patienten keine eindeutige Diagnose stellen. Das liegt daran, dass zum einen Gedächtnisstörungen vielerlei Ursachen haben können und der weitere Krankheitsverlauf noch andere Körperregionen betrifft. So nehmen die Patienten zum Beispiel rapide an Gewicht ab.

Daher wurde untersucht, inwiefern der Zusammenhang zwischen Gehirn und Bauchgehirn eine Erklärung für diese Krankheitsformen liefern kann. Dabei hat man festgestellt, dass gleichermaßen Plaquebildungen in beiden Bereichen zu funktionellen Einschränkungen führen. Es ist also elementar, wie wir uns ernähren und ob unsere Darmflora ausgeglichen ist. Zum anderen kann die Verbindung zwischen beiden Nervensystemen (ZNS und enterisches) über eine Vagusnerv-Stimulation gestärkt werden. Dies kann einerseits mithilfe eines **Implantates** geschehen oder indem Sie sich aus dem Repertoire aus **Teil 2** dieses Buches bedienen und aktiv werden. Beginnen Sie vielleicht mit dem **Summen und Gurgeln**, gönnen Sie sich eine **Massage**, üben Sie sich in der **Progressiven Muskelentspannung nach Jacobson** und gehen Sie schließlich täglich an die frische Luft und bewegen Sie sich so, dass Sie sich gefordert fühlen, aber nicht überfordert.

15. Tinnitus

Dieses klingende Geräusch haben 10 bis 15 Prozent der Bevölkerung im Ohr. Die meisten können damit relativ gut leben. Andere aber sind davon sehr stark beeinträchtigt bis hin zu starken psychischen Beschwerden. Da der Vagusnerv nahe am Ohr vorbeiläuft und auch mit dem Ohrnerv (Nervus auricularis magnus) verbunden ist, kann hier mit der Vagusnerv-Stimulation geholfen werden.[25] Der dafür notwenige **Apparat** wird am Außenohr angebracht und sendet regelmäßig sanfte Stromschläge aus, um den Vagusnerv aktiv zu halten.

Nicht nur die Ohrgeräusche werden dadurch reduziert, sondern auch viele andere chronische Krankheiten können damit gelindert werden. Insgesamt zielt die Stimulierung des Vagusnervs auf eine Verlangsamung des Alterungsprozesses hin. Lassen Sie uns also selbst aktiv werden, damit es gar nicht erst soweit kommt, dass wir einen externen Motor zuschalten müssen.

25 Vgl. B. Bretherton; L. Atkinson; A. Murray (2019).

16. Psychische Erkrankungen

Bei psychischen Erkrankungen sind oftmals neurobiologische Faktoren maßgeblich. Sie können gelindert werden, wenn durch eine Stimulation des Vagusnervs die Botenstoffe Serotonin und Noradrenalin besser ausgeschüttet werden. Beispielsweise kann eine Depression entstehen, wenn der Vagusnerv gestört ist und dadurch unser Hormonhaushalt nicht mehr im Gleichgewicht ist. Allerdings sind psychische Erkrankungen oftmals familiär bedingt und werden durch die eigene Persönlichkeitsstruktur noch gefördert. Unterscheiden Sie bitte zwischen einer psychischen Belastung und einer psychischen Erkrankung und holen Sie sich im Zweifelsfall ärztlichen Rat.

Im Folgenden möchte ich etwas genauer auf die **Depression** eingehen, die im Zusammenhang mit dem Vagusnerv steht und häufig in Zusammenhang mit Ängsten bis hin zum Burn-out genannt wird. Sie wird ausgelöst, wenn unser Hormonhaushalt aus dem Gleichgewicht geraten ist. Fehlen unsere Stimmungsaufheller Serotonin, Dopamin und Noradrenalin, dann verfallen wir in eine deprimierte Stimmung, uns geht die Freude am Leben verloren, wir haben keinerlei Antrieb mehr. Gleichzeitig verringert unser limbisches System seine Aktivität, wodurch wir Reize von außen und negative Gefühle schlechter verarbeiten können.

Nun ist es auch eine Frage, wie wir mit Problemen und Herausforderungen umgehen. Sind wir sehr ängstlich, unsicher oder perfektionistisch, dann sind wir emotional labiler. Wurde uns als Kind ständig klargemacht, wie hilflos wir sind, übernehmen wir auch als Erwachsener seltener die Initiative für unser Wohlergehen. Bleiben wir innerlich passiv und erwarten wir von anderen, dass sie uns aus schwierigen Situationen heraushelfen, dann erleben wir uns wiederum als hilflos. Ein Zirkelschluss, der als psychosozialer Faktor eingestuft wird und die Wahrscheinlichkeit einer Depression erhöhen kann. Kommt dann noch eine schwere Erkrankung hinzu, erscheint uns das Leben immer schwerer, immer erdrückender, wir fühlen uns immer niedergeschlagener (was Depression im Wortsinne ausdrückt).

Auf der körperlichen Ebene ist eine Depression schwer zu fassen, da sie verschiedenste Symptome auslöst. Hierzu zählen Schwindel, Migräne, Atemprobleme, Rückenschmerzen, Herzrhythmusstörungen oder Magen-Darm-Beschwerden. Die Wechselwirkung zwischen Körper und Seele wird hier besonders eklatant. Die innere Anspannung führt zur Verspannung im Nacken, aber auch zu Übelkeit und Erbrechen, zu Bluthochdruck und zu einer stärkeren Schmerzempfindlichkeit.

Bekannter sind die seelischen Symptome wie innere Leere, Freudlosigkeit, fehlendes Interesse an Hobbys und Ähnlichem, Antriebslosigkeit, Ruhelosigkeit, Hoffnungslosigkeit bis hin zu selbstverletzendem Verhalten. Dadurch schlafen Betroffene schlechter. Sie brauchen aber auch viel mehr Schlaf. Ihr Gefühl für ihren Körper geht ihnen verloren, daher kommt es zu Essattacken oder zu Appetitverlust. Sie ziehen sich aus ihrem sozialen Umfeld zurück, können sich nicht mehr richtig entscheiden, vergessen viel und haben Probleme, sich zu konzentrieren. Bei jedem Betroffenen sind die Ausprägungen etwas anders geartet. Vor allem zu Beginn der Erkrankung versuchen die Betroffenen noch, die Fassade aktiv aufrechtzuerhalten, was sie jedoch innerlich noch mehr auslaugt. Auffällig sind dann die Konzentrationsprobleme bei sehr negativen Gedanken und das schwindende Interesse an dem, was um sie herum passiert.

Achten Sie gut auf sich und steuern Sie möglichst früh einer Verschlimmerung entgegen, denn eine manifeste Depression bis hin zum Burn-out ist erst nach mehreren Jahren wieder überstanden. Sind Sie ungewöhnlich gereizt, schlafen Sie schlecht, hören die negativen Gedanken nicht mehr auf, sollten Sie schnellstens etwas ändern. **Reflektieren Sie Ihre aktuelle Situation** und klären Sie, was Sie ändern können bzw. müssen. Das kann Ihr Job sein, das Team, die Partnerschaft, fehlende Unterstützung, es können aber auch private Herausforderungen bis hin zu Schicksalsschlägen sein. Vielleicht geht es Ihnen finanziell schlecht und Sie haben schon zu lange auf eine Auszeit verzichtet. Vielleicht pflegen Sie Ihre Eltern und bürden sich immer mehr Aufgaben und emotionalen Druck auf.

Wählen Sie dann, was Ihnen am meisten Freude bereitet: Nehmen Sie sich Zeit, um regelmäßig an die frische Luft zu gehen. Treiben Sie (endlich wieder) Sport. Gönnen Sie sich täglich 30 Min. nur für sich. Meditieren Sie oder lesen Sie ein schönes Buch. Nehmen Sie sich Zeit, täglich frisch zu kochen. Hören Sie auf, sich selbst etwas vorzumachen und mit Nikotin oder mit Alkohol die unguten Gefühle zu verdrängen. Halten Sie Ihren Biorhythmus ein, damit Sie wieder ganz in Ihre Kraft kommen. Gehen Sie unter Leute, pflegen Sie Ihre Freundschaften und lachen Sie mal wieder ausgelassen. Steuern Sie Grübeleien entgegen, indem Sie sachlich mit den Dingen umgehen und sich als Person so weit wie möglich herausnehmen. In den meisten Fällen sind wir viel weniger wichtig als wir es gerne wären. Und das ist in dem Fall sogar ganz gut so. Erlauben Sie sich alle Ihre Gefühle, aber bewerten Sie sie nicht. Lassen Sie sie kommen – und auch wieder gehen. Wir können Freude nicht empfinden, wenn wir die Traurigkeit nicht kennen. Seien Sie daher froh, dass Ihr Gefühlsspektrum so groß ist. Dadurch ist Ihr Leben umso intensiver.

Wenn Sie Sport treiben, erreichen Sie auf körperlicher und auf seelischer Ebene eine Verbesserung. Sie regen den Stoffwechsel an, die Verdauung arbeitet besser, die Muskeln werden besser durchblutet und entspannen sich. Gleichzeitig werden Endorphine ausgeschüttet und die Laune geht nach oben. Wenn Sie sich nun auch noch eine Sportart aussuchen, die in der Gruppe ausgeübt wird, kommen Sie auch noch unter Leute und können hier Mitgefühl, aber auch Lebensfreue erleben. Testen Sie, ob Sie eher körperlich an Ihre Grenzen gehen wollen, ob Sie etwas Ruhigeres bevorzugen, ob es wichtig für Sie ist, sich in der Natur zu bewegen, oder ob vielleicht sogar ein täglicher Spaziergang gerade genau das Richtige ist.

Auch wenn es weniger mit dem Vagusnerv zu tun hat, möchte ich Sie ermuntern, sich eine Aufgabe in einer Gemeinschaft zu suchen. Wenn Sie erfahren, dass Sie gebraucht werden, dann wird Ihr Selbstwert wieder steigen. Sie können sich dann nicht mehr so leicht in Ihren dunklen Gedanken verkriechen. Das Zugehörigkeitsgefühl wird Sie ebenfalls bestärken. Suchen Sie sich dafür etwas, was Ihnen wirklich Freude bereitet. Eventuell in Ihrer Kirchengemeinde, im Seniorenheim oder im Tierheim. Oder in einem Verein, wo Sie Ihr altes Hobby wieder aufnehmen können, im Schachclub, im Gesangsverein etc. Auch dort wird man Sie herzlich aufnehmen.

Ein **klarer Tagesrhythmus vor allem mit festen Schlafenszeiten** ist sehr hilfreich bei dem Hang zu Grübeleien. Nehmen Sie sich täglich Zeit, um eine der erwähnten **Entspannungsübungen** zu machen (Yoga, Meditieren). Und beschränken Sie Ihre **Grübelzeit**. Wie das geht? Bestimmen Sie dafür einen festen Platz in Ihrer Wohnung. Nur wenn Sie dort sitzen, dürfen Sie grübeln. Stellen Sie sich dabei den Wecker. Stehen Sie konsequent wieder auf, wenn die Zeit abgelaufen ist. Das bedeutet, immer wenn Sie anfangen zu grübeln, suchen Sie diesen Platz auf. Immer bedeutet auch nachts. Sie können sich dort auch Notizen machen, das klärt bekanntlich die Gedanken (Stichwort Journaling). Doch lassen Sie Ihr Notizheft auf dem Platz liegen, wenn Sie gehen. Sie können das Ganz noch mit einem kleinen Ritual vor dem Schlafengehen verbinden, denn nachts sind wir bekanntlich am ehesten in nachdenklicher Stimmung, da dann das Melatonin sorgenvolle Gedanken unterstützt. Schreiben Sie sich daher vor dem Zubettgehen 5 Dinge auf, für die Sie dankbar sind. Das können ganz kleine und scheinbar selbstverständliche Dinge sein, aber auch ganz großartige Erlebnisse. Es sollen immer 5 Dinge sein, damit Sie sich wirklich auf das Gute besinnen, das Ihnen widerfährt, damit Sie sich aber nicht an einem deprimierten Tag selbst bestätigen, dass es nichts Gutes auf der Welt gibt. Sie werden merken, dass sich Ihr Fokus peu à peu von den negativen Dingen auf die positiven ausrichtet.

Zusammenfassung

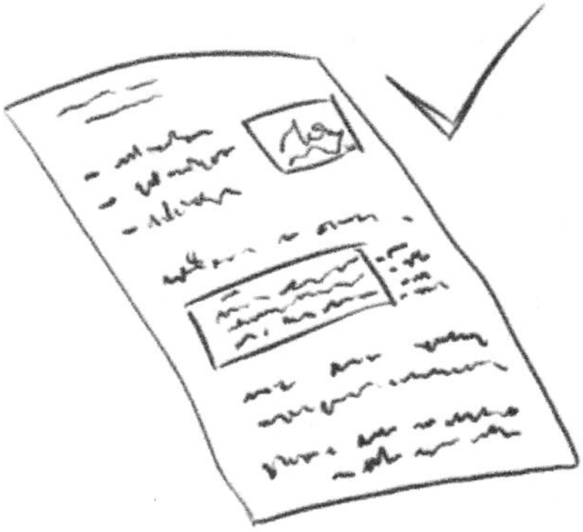

Der Vagusnerv ist die große Verbindungsleitung zwischen Hirn und Bauch. Er verbindet die anderen in sich geschlossenen Nervensysteme und ist zudem Teil des Parasympathikus. Das erklärt seine wichtige Rolle, die er für unser Wohlergehen spielt.

Es passieren so unglaublich viele Dinge in unserem Körper! Was für ein Glück, dass die allermeisten davon eigenständig (unwillkürlich) ablaufen und wir uns nicht darum kümmern müssen. Wir hätten gar keine Zeit mehr, uns Gedanken zu machen oder unserer Arbeit nachzugehen.

Der Nachteil daran ist, dass wir so vieles für selbstverständlich nehmen (ist es ja im Normalfall auch) und uns nicht darum kümmern, dass das ganz lange gutgeht. Gerät etwas aus dem Gleichgewicht, reagieren wir auch oft nicht, weil wir irgendwie damit rechnen, dass sich das schon wieder von alleine einstellt. Und wir überfordern unseren Organismus oft auch, indem wir uns zu wenig bewegen, zu wenig schlafen und uns zu wenig ausgewogen ernähren, weil die Selbstregulation so lange so gut funktioniert.

Doch was, wenn es nicht mehr geht? Dann wissen wir nicht weiter, weil ja alles so unbewusst für uns geschieht.

Das ist mit dieser Lektüre anders geworden. Jetzt kennen Sie nicht nur die Zusammenhänge der verschiedenen Nervensysteme und Nervenstränge, sondern kennen auch die vielen Aufgaben des Vagusnervs und inwiefern er uns immer wieder in die Balance bringt. Sie haben viele Möglichkeiten an die Hand bekommen, präventiv auf Ihre Gesundheit und seelische Stabilität zu achten. Außerdem wissen Sie jetzt was Sie bei spezifischen Beschwerden oder Krankheiten unternehmen können. Gehen Sie im Zweifelsfall unbedingt zum Arzt oder Therapeuten Ihres Vertrauens, damit Sie unter Umständen Ihre Gesundheit nicht noch weiter aufs Spiel setzen und Ihre Heilungschancen mutwillig verschlechtern.

Mit diesem Buch möchte ich Ihnen Mut machen. Viele kleine bewusste Schritte können wir täglich gehen, um in einem inneren und äußeren Gleichgewicht zu bleiben. Nichts davon müssen wir krampfhaft umsetzen. Wenn wir bei einer gewissen Regelmäßigkeit bleiben, dann bringt uns die Abwechslung noch mehr Spaß und Freude zurück.

Schlusswort

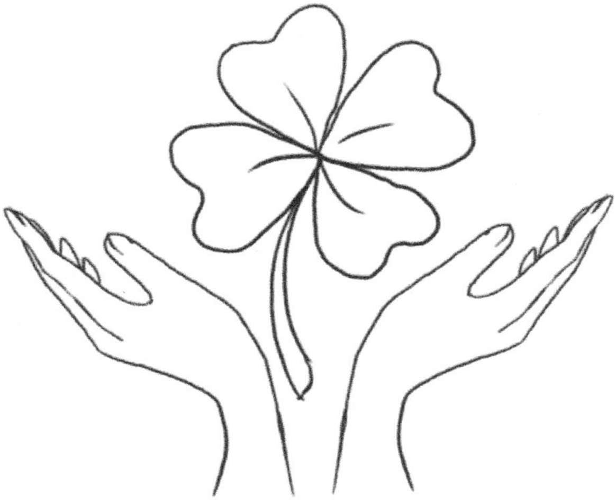

Mir hat die Beschäftigung mit dem Vagusnerv gutgetan. Seitdem habe ich mehr Ausdauer beim Sitzen und beim Schreiben. Ich weiß, was ich tun muss, wenn sich der Nacken meldet und die Beine steif werden. Ich liebe ohnehin eher die ruhigen Bewegungen, daher kommen mir die verschiedenen Arten der Meditation und das Yoga sehr entgegen. Meinen Körper wertzuschätzen, obwohl ich ja nur die Finger für das Tippen brauche, war jedoch ein etwas längerer Weg. Heute frage ich mich, wie eine so einseitige Betrachtungsweise entstehen konnte. Doch das ist wahrscheinlich nicht wichtig. Wichtig ist, dass ich es umstellen konnte.

Dasselbe wünsche ich Ihnen auch. Möge dieses Buch Sie zu einer besseren Verbindung von Körper, Geist und Seele führen. Genießen Sie Ihren Körper und genießen Sie Ihr Leben!

Danke

Vielen Dank dafür, dass Sie mein Buch gelesen haben.

Bei Fragen und Anregungen zu meinem Buch schreiben Sie gern eine E-Mail an:

info@mellontikos-verlag.com

Herzlichst,
Ihre Dr. Cordelia Eule

Über die Autorin Dr. Cordelia Eule

Meine große Neugierde führt mich von einem Thema zum anderen. Manche davon faszinieren mich so, dass ich mich tiefer damit beschäftigen möchte. Daraus ist die Idee entstanden, eigene Sachbücher zu schreiben, um Sie an meiner Begeisterung teilhaben zu lassen. Ich wünsche mir sehr, dadurch nicht nur meine Welt ein wenig zu erweitern, sondern auch Ihnen die Möglichkeit zu geben, neue Erkenntnisse zu gewinnen und vielleicht Dinge anders zu machen. Denn das Leben ist schließlich ständiger Wandel und Entwicklung.

Von Hause aus bin ich klassische Archäologin. Ich habe aber nach der Phase der Familiengründung auch im pädagogischen Bereich und in der Finanzberatung Ausbildungen gemacht und Berufserfahrungen gesammelt. Inzwischen bin ich seit einigen Jahren „nur noch“ am Schreiben. Darin unterstütze ich liebend gerne auch andere Menschen. Und eines dieser kleinen „Zeitvertreibe“ haben Sie nun in Händen.

Über den Verlag

Der junge, moderne Verlag MELLONTIKOS wurde 2021 gegründet mit dem Ziel, seinen Leserinnen & Lesern nützliche sowie hochwertige Qualitäts-Ratgeber zu den verschiedensten Themen anzubieten, die allesamt von erfahrenen Expertinnen & Experten stammen.

Der Mehrwert der Bücher steht absolut im Vordergrund und besteht darin, clevere Lösungen leicht verständlich vorzustellen und Sie zu inspirieren.

Genau deshalb arbeitet der Mellontikos Verlag ausschließlich mit ausgewählten Schriftstellerinnen & Schriftstellern zusammen, die eine große Expertise und einen langjährigen Erfahrungsschatz vorzuweisen haben.

Diese stellt Ihnen der Verlag auf seiner Webseite persönlich vor, damit Sie sich selbst ein Bild machen können von dem hochqualifizierten und engagierten Autorenteam sowie den aufwendigen Werken.

https://mellontikos-verlag.com

mellontikos
VERLAG

Glossar

Acetylcholin: Hormon, das sich positiv auf unsere Stimmung auswirkt

Adrenalin: Hormon, das uns aktiv werden lässt.

Apnoe-Taucher: Ein Taucher, der ohne Sauerstoffgerät taucht.

Autophagie: Selbstreinigung der Zellen

Basilarismigräne: Migräne wegen Durchblutungsstörungen der Arteria basilaris im Hirnstamm

Biofeedback-Gerät: therapeutisches Gerät zum Messen von Körperfunktionen

Cortisol: Stresshormon, das das Immunsystem herunterfährt

Dopamin: Neurotransmitter des zentralen Nervensystems

Elektroenzephalogramm (EEG): Messgerät, um die Aktivität des Gehirns zu bestimmen

enterisches Nervensystem (ENS): Nervengeflecht in der Darmwand

GABA-Rezeptoren: Neurotransmitter können hier g-Aminobuttersäure anbinden, die die Nervenzelle beruhigen

Ganglion: knochenartige Zyste an einem Gelenk oder einer Sehnenscheide

Gelotologie: Wissenschaft der Wirkung des Lachens

Gluconeogenese: Stoffwechselweg, um ohne Kohlenhydrate Glucose herzustellen

innervieren: durch Nerven hervorgerufen, die wiederum auf bestimmte Reize reagieren

Interozeption: Wahrnehmung der Signale aus dem Köperinneren

limbisches System: Bereich im Gehirn, das für die Verarbeitung der Gefühle zuständig ist

Monoterpene: chemische Verbindungen aus einem Molekül mit 10 Kohlenstoffen

Morbus Basedow: Autoimmunerkrankung infolge einer Schilddrüsenüberfunktion

Nervus laryngeus recurrens: paariger Ast des Vagusnervs in der Nähe des Kehlkopfes

Neuronen: Nervenzellen

Neurotransmitter: Botenstoffe, die Informationen zu den Nerven transportieren

Oxytocin: Hormon, das für die Bindungsfähigkeit und das Glücksgefühl zuständig ist

Pankreas: Bauchspeicheldrüse

Parasympathikus: Teil des vegetativen Nervensystems zur Regulation der Erholungsphasen

peripheres Nervensystem (PNS): Die Nervenbahnen, die nicht vom Schädel oder Rückenmark geschützt sind.

Plexus cervicalis: Halsgeflecht der 1.-4. Rückenmarksnerven am Hals

posttraumatischen Belastungsstörung (PTSD): anhaltende psychische Reaktion auf ein traumatisches Erlebnis in der Vergangenheit

Probiotika: Lebensmittel, die so verarbeitet sind, dass spezifische Mikroorganismen entstehen, die sich positiv auf die Darmgesundheit auswirken

Progressive Muskelentspannung nach Jacobson: Entspannungsmethode, die zu einem besseren Körpergefühl und zu psychischer Entlastung führt

REM-Schlaf: Schlafphase, in der viel geträumt wird und bei der sich die

Augen unter den geschlossenen Lidern bewegen (rapid eye movement).

Rezeptoren: Zellen, die Reize aufnehmen und Signale weiterleiten können

Serotonin: Botenstoff zur Übermittlung von Informationen zwischen den Nervenzellen

somatisch: den Körper betreffend (soma (griech.) = Körper)

soziales Nervensystem: Der Teil des Vagusnervs, der die Mimik, die Sprache und den emotionalen Ausdruck ermöglicht

Sympathikus: Teil des vegetativen Nervensystems, der für Aktivität und Leistungsbereitschaft zuständig ist

Tai-Chi: Kampfkunst aus dem chinesischen Kaiserreich

traditionelle chinesische Medizin (TCM): ganzheitliche Medizin der Chinesen, die auf psychische Aspekte, Naturheilkunde, Akupunktur und weitere Elemente setzt

Trigeminusnerv: der fünfte Hirnnerv, der das Gesicht versorgt

trophotrop: darauf ausgerichtet, dass ein Organismus versorgt ist und sich entspannen kann

Vagusnerv: der zehnte Hirnnerv, der vom Gehirn bis in den Bauchraum verläuft

Vagusnerv-Stimulation (VNS): Reizung des Vagusnervs durch Elektroden

Valsalva: Druckausgleich durch Verschließen von Nase und Mund und Anspannung der Atemmuskulatur

vegetatives Nervensystem (VNS): Sympathikus, Parasympathikus und das enterische Nervensystem regeln die autonomen Abläufe im Körper (Atmung, Herzschlag etc.)

vestibuläre Migräne: sog. Schwindelmigräne mit Attacken von Ohrgeräuschen, Übelkeit und Sehstörungen

Wechselatmung: abwechselnd durch das linke und durch das rechte Nasenloch atmen

zentrales Nervensystem (ZNS): Nervensystem im Gehirn und entlang dem Rückenmark

Literaturempfehlungen

Bueß-Kovács, H. (2020): *Der Vagusnerv. Wie Sie Ihren Selbstheilungsnerv aktivieren und Körper und Geist ins Gleichgewicht bringen.* Kopp-Verlag, Rottenburg.

Fischer, E. (2021): *Das Vagus-Training. Mit einfachen Übungen die Selbstheilungskräfte aktivieren.* Graefe & Unzer Verlag, München.

Abbildungsverzeichnis

Abbildung 1 Verlauf des Vagusnervs
Abbildung 2: Anatomie des Vagus
Abbildung 3: Vagus-Nerv-Stimulation
Abbildung 4: Ustrasana
Abbildung 5: Matsyasana
Abbildung 6: Sarvangasana
Abbildung 7: Halasana
Abbildung 8: Balasana
Abbildung 9: Tai-Chi-Chuan-Praktizierende
Abbildung 10: Bhujangasana, die Kobra
Abbildung 11: Pawanmutkasana
Abbildung 12: Savasana, Totenstellung

Quellenverzeichnis

Aaronson, S.T.; Sears, P.; Ruvuna, F. et al. (2017): *A 5-Year Observational Study of Patients With Treatment-Resistant Depression Treated With Vagusnerve Stimulation or Treatment as Usual: Comparison of Response, Remission, and Suicidality, American Journal of Psychiatry 2017*; 174(7): 640-648.

Baldauf, J.; Rosenstengel, C.; Schroeder, H.W.S. (2019): *Nervenkompressionssyndrome der hinteren Schädelgrube. Diagnostik und Therapie*, Dtsch Arztebl Int 2019; 116: 54-60.

Breit, S.; Kupferberg, A.; Rogler, G. et al. (2018): *Vagusnerve as Modulator of the Brain-Gut Axis in Psychiatric and Inflammatory Disorders*, Front. Psychiatry 2018; 9: 44.

Bretherton, B.; Atkinson, L.; Murray, A. (2019): *Effects of transcutaneous vagus nerve stimulation in individuals aged 55 years of above: potential benefits of daily stimulation*, Aging 2019; 11(14): 4836-4857.

Brugger, D.; Windisch, W.M. (2016): *Subclinical zinc deficiency impairs pancreatic digestive enzyme activity and digestive capacity of weaned piglets*, British Journal of Nutrition 2016; 116(3): 425-433.

Carabotti, M.; Scirocco, A.; Maselli, M.A. et al. (2015): *The gut-brain axis: interactions between anteric microbiota, central and enteric nervous systems*, Ann Gastroenterol 2015; 29(2): 240.

Colzato, L.S.; Vonck, K. (2017): *Transcutaneous Vagus and Trigeminal*

Nerve Stimulation, in: L.S. Colzato (2017): Theory-Driven Approaches to Cognitive Enhancement, Springer-Verlag, S. 115-126.

Ebrahimi-Fakhari, D.; Saffari, A.; Wahlster, L. et al. (2016): *Congenital disorders of autophagy: an emerging novel class of inborn errors of neuro-metabolism*, Brain 2016; 139(2): 317-337.

Heske, R. (2020): *4 Fragen, die alles verändern. Das große Praxisbuch für The Work nach Byron Katie.* Graefe und Unzer Verlag, München.

Huang, F.; Dong, J.; Kong, J. et al. (2014): *Effect of transcutaneous auricular vagus nerve stimulation on impaired glucose tolerance: a pilot randomized study*, BMC Complement Altern Med 2014; 26(14): 203.

Klarer, M. Arnold, M.; Günther, L. et al. (2014): *Gut Vagal Afferents Differentially Modulate Innate Anxiety and Learned Fear*, Journal of Neuroscience 21 May 2014; 34 (21) 7067-7076.

Kok, B.E; Coffey, K.A., Cohn, M.A. et al. (2013): *How Positive Emotions Build Physical Health: Perceived Positive Social Connections Account for the Upward Spiral Between Positive Emotions and Vagal Tone*, Psychol Sci. 2013; Jul 1;24(7): 1123-32.

Kok, B.E.; Frederikson, B.L. (2010): *Upward Spirals of the Heart: Autonomic Flexibility, as Indexed by Vagal Tone, Reciprocally and Prospectively Predicts Positive Emotions and Social Connectedness*, Biological Psychology 2010; 85(3): 432-6.

Liao, D.; Cai, J.; Brancati, F.L. et al. (1995): *Association of vagal tone with serum insulin, glucose, and diabetes mellitus – The ARIC Study*, Diabetes Res Clin Pract. 1995; 30(3): 211-221.

Liem, T.; Neuhuber, W. (2021): *Kritik an der Polyvagaltheorie*, DO –

Zeitschrift für Osteopathie 2021; 19(02): 34-37.

Lomas-Vega, R.; Obrero-Gaitán, E.; Molina-Ortega, F.J. et al. (2017): *Tai Chi for Risk of Falls. A Meta-analysis, Journal of the american geriatrics society 2017*; 65(9): 2037-2043.

Mager, D.E.; Wan, R.; Brown M. et al. (2006): *Caloric restriction and intermittent fasting alter spectral measures of heart rate and blood pressure variability in rats*, in: FASEB J. 2006; 20(6): 631-637.

Mastnak, W. (2018): *„Martial Arts" in der kardiopulmonalen Primär-/ Sekundärprävention und Rehabilitation*, J Kardiol 2018; 25(3-4): 70-77.

Mathias, D. (2018); *Die Steuerung des Energieumsatzes im Gehirn, in: Fit und gesund von 1 bis Hundert*, 4. Auflage, Springer-Verlag, Berlin, S. 16.

Porges, S.E. (2021): *Die Polyvagal-Theorie und die Suche nach Sicherheit. Traumabehandlung, soziales Engagement und Bindung*, 4. Auflage, G.P. Prost Verlag, Lichtenau.

Prado-Cabrero, A.; Nolan, J.M. (2021): *Omega-3 nutraceuticals, climate change and threats to the environment: The cases of Antarctic krill and Calanus finmarchicus*, Ambio 2021; 50: 1184-1199.

Refojo, D.; Schweizer, M.; Kühne, C. et al. (2011): *Glutamatergic and Dopaminergic Neurons Mediate Anxiogenic and Anxiolytic Effects of CRHR1*, in: SCIENCE 2011; 333(6051): 1903-1907.

Scherrmann, J.; Hoppe, C.; Kuczaty, S.; Sassen, R.; Elger, C.E. (2001): *Vagusnerv-Stimulation: Neuer Behandlungsweg therapieresistenter Epilepsien und Depressionen*, Dtsch Arztebl 2001; 98: A 990-992 [Heft 15].

Samel, G.; Krähmer, B. (2013): *Heilende Energie der ätherischen Öle. Die*

100 wirksamsten Aromaöle für Körper und Seele. Irisiana, München.

Steyn, E.; Zunaid, M.; Husselman, C. (2013): *Non-invasive vagus nerv stimulation for the treatment of acute asthma exacerbations – results from an initial case series.* Int J Emerg Med 2013; 6(1): 7.

von Schacky, C. (2006): *A review of omega-3 ethyl esters for cardiovascular prevention and treatment of increased blood triglyceride levels,* Vasc Health Risk Manag 2006; 2(3): 251-262.

Haftungsausschluss

Der Autor übernimmt keinerlei Gewähr für die Aktualität, Korrektheit, Vollständigkeit oder Qualität der bereitgestellten Informationen und weiteren Informationen. Haftungsansprüche gegen den Autor, welche sich auf Schäden materieller oder ideeller Art beziehen, die durch die Nutzung oder Nichtnutzung der dargebotenen Informationen bzw. durch die Nutzung fehlerhafter und unvollständiger Informationen verursacht wurden, sind grundsätzlich ausgeschlossen, sofern seitens des Autors kein nachweislich vorsätzliches oder grob fahrlässiges Verschulden vorliegt. Alle Angaben wurden vom Autor mit größter Sorgfalt und nach bestem Wissen und Gewissen recherchiert oder spiegeln seine eigene Meinung wider. Der Inhalt des Buches passt möglicherweise nicht zu jedem Leser und die Umsetzung erfolgt ausdrücklich auf eigenes Risiko. Es gibt keine Garantie dafür, dass alles genau so, bei jedem Leser, zu genau den gleichen Ergebnissen führt. Der Autor und/oder Herausgeber kann für etwaige Schäden jedweder Art aus keinem Rechtsgrund eine Haftung übernehmen.

Der Autor hat bei der Erstellung dieses Buches sämtliche Informationen und Ratschläge mit Sorgfalt recherchiert und geprüft. Sie ersetzen jedoch keinen medizinischen Rat. Daher erfolgen alle Angaben ohne Gewähr. Verlag und Autor übernehmen keine Haftung für Schäden oder Nachteile, die sich aus der Umsetzung der in diesem Buch dargestellten Inhalte ergeben. Der Leser erkennt dies an. Sollten Sie unter Erkrankungen leiden oder sich unsicher sein, ob die Informationen und Techniken, aus diesem Buch, auch für Sie geeignet sind, dann suchen Sie vorab bitte unbedingt einen erfahrenen Arzt oder Heilpraktiker auf.

Urheberrecht

Made in the USA
Monee, IL
05 November 2026

67383952R00090